*Für Raoul, meine Eltern, Großeltern
und Kiki – ich habe so ein Glück, in den
Herzen der liebevollsten Individualisten
zu Hause zu sein!*

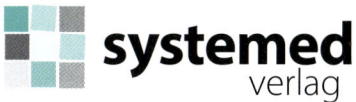

Die Autorin und der Verlag wissen darum, dass Typ-2-Diabetes nicht in jedem einzelnen Fall geheilt werden kann. Ebenso haben die Recherchen aber auch gezeigt: Je früher er erkannt wird, desto höher die Chance ihn mit der richtigen Therapie in die komplette Remission zu bringen und damit zu heilen. Wir – das heißt sowohl der systemed Verlag als auch Svea Golinske als Autorin – sind in unseren Recherchen stets um Seriosität bemüht. Dass Typ-2-Diabetes grundsätzlich heilbar ist, gilt mittlerweile als bewiesen. Damit so viele Menschen wie möglich darauf aufmerksam werden, sagen wir es mit dem Titel »Diabetes ist heilbar« frei heraus. An all jene Menschen gerichtet, deren Diabetes nicht heilbar ist, sei gesagt: Mit den richtigen Maßnahmen kann man den Erkrankungsverlauf jedoch entscheidend verbessern – sei es bei Typ-2ern auf Medikamente und/oder Insulin verzichten zu können und bei Typ-1ern eine Minimierung der Blutzuckerschwankungen zu erreichen. Sowohl Heilbarkeit als auch Verbesserungsmöglichkeiten des Erkrankungsverlaufes sind im Buch beschrieben.

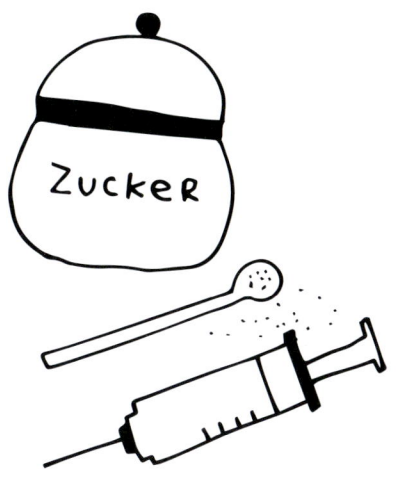

Diabetes (Typ 2) ist heilbar!

Effektive Therapie und Ernährung bei Diabetes (Typ 1 und Typ 2)

Svea Golinske

Inhalt

Vorwort von Dr. Matthias Riedl ... 6
Vorwort der Autorin Svea Golinske ... 8

Was ist Diabetes? ... 14

Kohlenhydratstoffwechsel ... 16
Was unser Körper braucht und besonders »mag« ... 19
Übersicht: Mikro- und Makronährstoffe ... 25
Insulin und Kohlenhydrate – wenn das Verhältnis nicht stimmt ... 35
Diabetes – ein Name, unterschiedliche Erkrankungen ... 37
Symptome, die Hinweis auf Diabetes geben ... 47

Starker Anstieg von Diabetes-Erkrankungen und Möglichkeiten, dem entgegenzuwirken ... 48

Verantwortung der Nahrungsmittelindustrie ... 49
Faktencheck Zucker ... 52
Prävention von übermäßigem Zuckerverzehr – eine politische Aufgabe? ... 54
Die Zivilisationsgesellschaft: unbewegt, schwer und gestresst ... 57
Ungesundes Übergewicht erkennen ... 59

Geschichte und Status quo der Diabetes-Therapie ... 62

Diabetes-Therapie im Wandel ... 63

Kritischer Blick auf die aktuellen Diabetes-Empfehlungen ... 70

Offizielle Ernährungsempfehlungen im kritischen Fokus ... 71
Moderne Insuline und Medikamente – die neue Freiheit für ein gesundes, flexibles Leben mit Diabetes? ... 79
Fett ... 83
Nutrigenetik und Epigenetik – zwei Forschungsfelder liefern starke Hinweise für individualisierte Ernährungsempfehlungen ... 92
Der erstaunliche Status quo der Ernährungsempfehlungen ... 96
Mit wenig Insulin gesund ins hohe Alter –
ein Beispiel für eine erfolgreiche Low-Carb-Ernährung bei Diabetes ... 99
Proteine ... 100
Problem: zu starre Empfehlungen für Makronährstoffe und ihre Verteilung ... 101
Ausblick ... 106

Belegt! Noch mehr Forschungs- und Behandlungsergebnisse für einen Paradigmenwechsel in der Präventions- und Diabetes-Therapie ... 110

Prof. Dr. Roy Taylor: »Diabetes ist heilbar« ... 112
Gastbeitrag: Typ-2-Diabetes – Ein »Walking-Deficiency«-Syndrom ... 115
Ausblick ... 124

Insulinparadies Deutschland — 126
Systembedingter Insulinfokus in Deutschland – schlechte Chancen
für Prävention und Heilung von Diabetes — 128
Maßnahmen für eine sinnvolle Diabetes-Therapie — 133

Die moderne Diabetes-Therapie – weniger Insulin, mehr Lebensqualität — 136
Das große Problem mit den Makronährstoffvorgaben im Einzelfall — 139
Möglichkeiten der Ernährungstherapie — 142
Die LOGI-Methode: vielfältige und gesunde Ernährung
bei Diabetes und Prädiabetes — 144

Konkret: Pfeiler einer modernen Diabetes-Therapie – Ernährung und Sport — 146
Ernährung – gesund mit Low-Carb im Alltag — 147
Sport – gesünder durch mehr Bewegung — 150
Exkurs Diabetes und Psyche — 164

Rezept-Highlights mit wenig Kohlenhydraten — 168
Salate und Suppen — 169
Hauptgerichte — 175
Desserts — 189
Backen — 192

Experten — 198

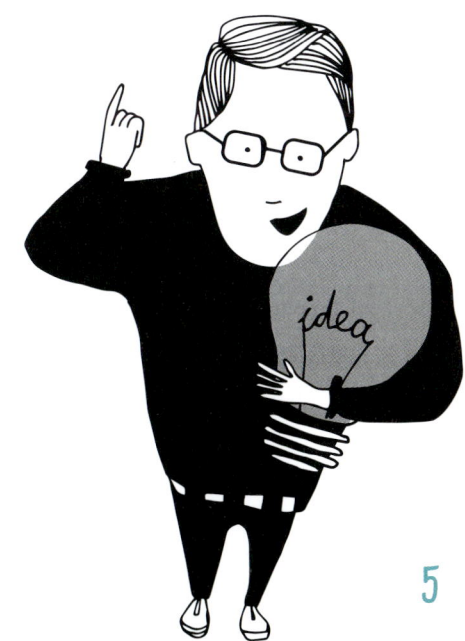

Vorwort von Dr. Matthias Riedl

Der Diabetes-Tsumani rollt über Deutschland. Die Diabeteshäufigkeit erreicht jährlich neue Höchststände, bis über 15 Prozent in einigen Regionen. Vor 70 Jahren lag die Häufigkeit für Typ-2-Diabetes noch bei unter einem Prozent. Wie reagieren Kassen, Politik und Ärzteschaft auf diese »Eskalation«? Fast gar nicht. Oder doch: Immer mehr Diabetesmedikamente kommen zum Einsatz. Mittlerweile ist der Insulin-pro-Kopf-Verbrauch in Deutschland doppelt so hoch wie im Nachbarland Österreich. Zwar sind die Österreicher etwas schlanker, aber das kann den großen Unterschied nicht erklären.

Zwei wichtige Fakten werden im Medizinalltag immer wieder verdrängt oder schlicht ignoriert: Diabetes des Typs 2 ist heilbar und Insulin macht dick. Noch mehr Insulin macht also noch dicker, bis hin zur Invalidität. Das wird dann im deutschen Medizinbetrieb als unabwendbares Schicksal angesehen, so dass nur noch eine Übergewichtsoperation helfen kann, bei der schließlich der Magen nur noch einen Bruchteil (etwa 200 Milliliter) seines ursprünglichen Fassungsvermögens hat. Solch einer OP unterzog sich 2016 auch der Politiker Sigmar Gabriel. Unser Medizinbetrieb reagiert generell erst, wenn die Diagnose des Diabetes feststeht. Dabei gehen diesem Stadium viele Jahre des langsamen Verfalls der Bauchspeicheldrüse voraus. Eine wertvolle Zeitspanne, in der das Schicksal noch herumgerissen werden kann. In den frühen Stadien des Typ-2-Diabetes besteht noch eine Heilungschance von bis zu 70 Prozent! Danach sinkt sie langsam.

Der frühzeitige Einsatz einer Ernährungstherapie bei Diabetes ist in Deutschland noch weitgehend unbekannt. Und dass auch eine Insulinbehandlung weder der einzig mögliche Weg, noch eine Einbahnstraße ist, wissen noch weniger Ärzte und Diabetiker. 70 Prozent der Ärzte in Deutschland beklagen ihre eigene Unsicherheit im Umgang mit Übergewicht und einer entsprechenden Behandlung. Den Diabetikern steht währenddessen eine sich immer schneller drehende Spirale aus mehr Gewicht, mehr Insulin, mehr Gewicht und so weiter bevor. Genau das, was Sigmar Gabriel erlebte. Jetzt muss er sich stets entscheiden, ob er ein Glas Wein trinkt oder eine Vorspeise wählt. Beides zusammen könnte den verkleinerten Magen überfordern. Vor seiner Magenoperation wurde er mit hohen Dosen Insulin behandelt und jeder konnte sehen, wie er unter dem zunehmenden Gewicht litt. Muss das so sein? Nein! Als Diabetologe und Ernährungsmediziner sowie in der NDR-Sendung »Die Ernährungsdocs« konnte ich vielfach das Gegenteil beweisen.

Warum viele Diabetiker in Deutschland falsch behandelt werden und unnötig leiden, erfahren Sie in der akribischen Recherche von Svea Golinske. Sie befragt unter anderem die Querdenker und Avantgardisten der deutschen Diabetologie und Ernährungsmedizin und stellt mit ihnen die aktuelle Diabetes-Therapie in Frage. Längst überfällige Ernährungsempfehlungen kommen auf den Prüfstand – mit erschreckenden Ergebnissen. Jahrzehntelang wurden Regeln befolgt, die schon längst nicht mehr haltbar sind. Und das ist leider immer noch Alltag in deutschen Praxen. Wir brauchen ein radikales Umdenken in der Diabetes-Therapie; sie muss vor allem um die moderne Ernährungstherapie erweitert werden. Hunderttausenden Menschen könnte so die Diagnose Diabetes erspart bleiben und Schicksale wie das von Sigmar Gabriel könnten verhindert werden.

Auch wenn Diabetes vom Typ 1 nicht geheilt werden kann, so profitieren die Betroffenen doch ebenfalls ganz erheblich von einer modernen Ernährungstherapie, dies zeigt die Verbesserung ihres HbA_{1c}-Wertes deutlich. Das erlebe ich in meinem Behandlungsalltag und ich habe es ebenfalls in den Sendungen der NDR-Ernährungsdocs aufzeigen können. Auch hier liegt ein Potenzial, das leider bisher kaum zum Einsatz kommt.

Diabetes ist heilbar gebührt das Verdienst, die erste komplette Darstellung der gesamten Faktenlage und der dazugehörigen Implikationen zu sein, die den notwendigen Umbruch in der Diabetologie deutlich macht. Ich wünsche diesem Werk, das mir voll aus dem Herzen spricht, eine weite Verbreitung – vor allen unter Diabetikern, Ärzten und Politikern. Danke, Svea Golinske!

Matthias Riedl

Vorwort der Autorin Svea Golinske

Stellen Sie sich vor, es gäbe ein virtuelles Lämpchen, das immer, wenn Sie einen Fehler machen, rot vor Ihnen aufleuchtet. Einerseits praktisch, andererseits gruselig, denn es zeigt unentwegt das eigene Unvermögen. Ein bisschen so ist das auch mit Diabetes. Jeder zu hoch gemessene Blutzuckerwert zeigt mir: »Du hast beim Insulin-Spritzen, Essen, Bewegen was falsch gemacht.«

Wussten Sie, dass viele Diabetiker das Messen vernachlässigen oder gar ganz lassen? Nach dem Motto: Was man nicht sieht, ist auch nicht da ... Die meisten Menschen sind eben keine dauernden Kontrollfreaks – schon gar nicht, wenn es um sie selbst geht.

Wir sind Meister der Verdrängung und viele von uns zelebrieren geradezu einen gesundheitsschädlichen Lebensstil bis hin zum regelrechten Kontrollverlust: übermäßiger Alkoholkonsum, Rauchen, Unmengen an Zuckerkram essen – auch wenn wir eigentlich wissen, dass es ungesund und gefährlich ist. Ohne Diabetes kann es viele Jahre dauern, ehe man die Quittung für solche Fehler bekommt – einen fiesen Kater mal ausgenommen.

Diabetes zu haben und ihn zu kontrollieren, bedeutet hingegen, unmittelbar die Quittung für die eigenen Kontrollverluste – wie ein virtuell aufblinkendes rotes Lämpchen – vor sich zu sehen. Diabetes bedeutet, viel öfter ein schlechtes Gewissen zu haben, eben weil man seine Fehltritte nicht so effektiv verdrängen kann. Selbst wenn wir unseren Blutzucker nicht kontrollieren, spätestens beim Arzt nach der Langzeitzuckermessung, die den Durchschnittswert der letzten drei Monate abbildet, sehen wir unser Versagen schwarz auf weiß.

Nicht nur das, man könnte, wenn man sich trotz schlechter Werte gut genug fühlt, ja sagen: »Na und? Mir geht's gut, ich brauch keine gute Diabetes-Einstellung.« Aber ein Versagen im Sinne andauernd hoher Blutzuckerwerte heißt auch, mittelfristig die Gefahr für schwere Spätfolgen immens zu erhöhen.

Das bedeutet für Betroffene Angst, denn die Spätfolgen wären tatsächlich eine starke Einschränkung – für viele Menschen eine Vorstellung, die den Lebensmut rauben kann.

Ist Diabetes also die Krankheit der Entsagung, der dauernden Kontrolle, der Angst und der Verringerung der Lebensqualität?

Nach über zwei Jahrzehnten mit Typ-1-Diabetes kann ich mit gutem Gewissen sagen: nein! Denn was Diabetes hinsichtlich der eigenen Verantwortung definiert – nämlich, dass man selbst sehr viel Einfluss auf den Krankheitsverlauf hat – macht ihn zu einer Krankheit, über die man selbst Herrin oder Herr werden kann.

Typ-2-Diabetes, der über 90 Prozent der Diabetes-Erkrankungen in Deutschland ausmacht und vermutlich auch die meisten betrifft, die dieses Buch lesen werden, ist – und da beneide ich die Betroffenen schon ein bisschen – heilbar! Das ist keine Scharlatanerie, sondern eine bekannte Tatsache, die durch mehrere Studien und in der Praxis belegt wurde.

Leider spiegelt sich das Ziel, die Krankheit wieder loszuwerden, kaum im Behandlungsalltag wider. Die Weichen sind viel eher in die Richtung gestellt, mit Diabetes so »normal« wie möglich weiterleben zu können. Normal heißt in dem Fall, weiter unbewusst und zuckerreich essen zu können, einen inaktiven Lebensstil zu pflegen, sich nicht um Übergewicht zu scheren und damit auch die Diabetes-Erkrankung weiter zu manifestieren.

Was für ein Quatsch! Menschen mit Typ-2-Diabetes oder Prädiabetes haben die Chance auf ein Leben ohne Insulin und ohne Medikamente, nicht wenige sogar auf eine komplette Remission (Heilung) der Erkrankung. Als Minderheit mit Typ-1-Diabetes kann ich nur sagen, Leute, ergreift die Chance! Wäre ich Typ-2-Diabetikerin, hätte ich mit hoher Wahrscheinlichkeit bei meinem Lebensstil keinen Diabetes mehr und aus eigener Erfahrung kann ich sagen: An Lebensqualität und Genuss mangelt es mir mitnichten. Ich lebe weder ein Leben der Entsagung, noch der andauernden Selbstkontrolle.

Wer sich nicht bewegt und viel Süßkram, Chips, Nudeln, Brot und Pommes Frites isst, muss einiges ändern, das steht außer Frage. Die Möglichkeiten und Alternativen sind aber so vielseitig, dass das in keinster Weise wehtun muss. Ich finde, ein Leben ohne Typ-2-Diabetes, ohne Insulin, ohne Medikamente – und für uns »Typ-1-er« mit weniger Insulin und weniger Blutzuckerschwankungen – ist es doch wert, etwas zu ändern und damit das bedrohliche Damoklesschwert der Spätfolgen in weite Ferne zu schleudern, oder?

Darum habe ich *Diabetes ist heilbar* geschrieben – weil man etwas ändern kann und dies eben nicht bedeutet, seine Freiheit und Lebensqualität aufzugeben. Meiner Erfahrung nach ist es das Gegenteil, man kann nur gewinnen: mehr Gefühl für sich selbst und den eigenen Körper, mehr Lebensqualität, mehr Genuss und vor allem gewinnt man mehr vom eigenen Leben.

Diabetes ist heilbar ist aber keineswegs ein Selbsterfahrungsbuch. Ich lebe nur zufällig selbst nach dem, was nach aktuellem Forschungsstand für Menschen am sinnvollsten ist, die Diabetes vermeiden, wieder loswerden oder besser damit leben möchten. Den *offiziellen* Empfehlungen entspricht mein Ernährungsstil jedoch nicht. Vor über 10 Jahren habe ich damit angefangen und von meinen behandelnden Ärzten zwar kein Veto gehört, vielmehr ein: »So lange der HbA_{1c}-Wert gut ist – ohne viele Unterzuckerungen – machen Sie es so, wie Sie sich wohlfühlen«; empfohlen hat mir jedoch niemand, mich so zu ernähren!

Nun bin ich seit meinem 12. Lebensjahr Typ-1-Diabetikerin, habe mich auf meinem Studienweg zur Politikwissenschaftlerin bereits auf Gesundheit spezialisiert und schreibe als Journalistin fast ausschließlich über Gesundheitsthemen. Als passionierte Sportlerin und Ernährungsinteressierte beschäftige ich mich gerne detailliert mit den dazugehörigen Fragen. Da fiel mir die Emanzipation von den gängigen Diabetes-Ernährungsvorgaben nicht besonders schwer.

Was aber, wenn jemand, der in einem ganz anderen Bereich spezialisiert ist – was für die Mehrzahl der Menschen gilt –, zum Arzt kommt und die Diagnose Diabetes oder Prädiabetes inklusive des Ernährungsempfehlungs-Mainstreams hört? Genau hier liegt das Problem, denn diese Empfehlungen sind, ketzerisch gesagt, »Diabetiker-feindlich« oder andersherum ausgedrückt »Diabetes-freundlich« dahingehend, dass die Krankheit eher manifestiert als geheilt wird und Insulininjektionen nötiger werden.

Die Frage, die ich mir vor über zehn Jahren gestellt habe, die zu der Umstellung meiner Ernährung führte, ist zugleich eine der Kernfragen meiner journalistischen Arbeit zum Thema Diabetes:

Warum sollen Menschen mit Diabetes, die ein Problem mit der Verstoffwechslung von Kohlenhydraten (Zuckern) haben, ausgerechnet am meisten von diesem Makronährstoff zu sich nehmen?

Die gängige Antwort lautete lange Zeit, dass Fett und Eiweiß (die anderen beiden der insgesamt drei Makronährstoffe) im Vergleich wesentlich restriktiver zu genießen seien, da sie – vor allem für Diabetiker – verschiedene Gesundheitsgefahren bergen würden.

Dieses Jahrzehnte andauernde Mantra der Ernährungsempfehlung ist aber **falsch**!

Um eine durch Selbsterfahrung fundierte Erkenntnis wirklich weitergeben zu können, bedarf es weiterer Fakten – und die gibt es zuhauf. Daher habe ich für *Diabetes ist heilbar* mit 13 nationalen und internationalen Experten gesprochen, viele davon Professoren und Ärzte, Studien gelesen, zusätzlich mit anderen Betroffenen gesprochen und mehr herausgefunden, als ich erwartet hatte. Nämlich, dass es an der Zeit für einen grundlegenden Paradigmenwechsel in der Diabetes-Therapie ist – und dies vor allem hinsichtlich der Ernährung.

Ich kann es nur wiederholen: Mit den richtigen Maßnahmen kann man in vielen Fällen die Erkrankung eines Prädiabetikers aufhalten, als Typ-2-er kann man sie wieder loswerden oder auf Medikamente, vor allem auf Insulin, verzichten und wir Typ-1-er können Schwankungen stark minimieren.

Dass in den wenigsten Köpfen verankert ist, dass Diabetes (Typ-2) auch heilbar ist, ist eigentlich skandalös. Das Tolle an den Fakten, die dies beweisen, ist: Sie sind logisch! Anders als das mir unentwegt unlogisch vorkommende Credo, vor allem Kohlenhydrate zu essen, sind die Tatsachen, die sich bei meinen Recherchen herauskristallisiert haben, endlich einleuchtend.

Je nachdem, wie viel oder wenig Vorwissen Sie über Makronährstoffe (Kohlenhydrate, Fett und Eiweiß) und über Grundlagen der Diabetes-Therapie mitbringen, werden die ersten Seiten von *Diabetes ist heilbar* Sie womöglich etwas herausfordern. Wenn man sich da jedoch einmal durchgebissen hat, ist man mit dem Rüstzeug zum Verständnis der weiteren Ergebnisse ausgestattet. Diese sind Ihre Basis, Ihr Grundstein an Wissen für ein gesünderes Leben mit Diabetes oder auf dem Weg dahin, ihn wieder loszuwerden. Und wenn Sie, wie ich, ein alter Hase in Sachen Diabetes und Makronährstoffe sind, dann werden sie die ersten Seiten wie im Flug lesen.

Wichtig für Menschen, die Diabetes vermeiden, ihn loswerden oder besser mit ihm leben wollen, sind vor allem die späteren Kapitel: wenn es um die spannenden Ergebnisse zur Heilung geht – vor allem für Typ-2er –, wenn es um unser Gesundheitssystem in Sachen Diabetes und vor allem um die »Notwendigkeiten« der modernen Diabetes-Therapie geht und »last but not least«, wenn es darum geht, die Ergebnisse praktisch umzusetzen. Hier erwarten Sie konkrete Tipps und Anregungen.

Wenn Sie durch *Diabetes ist heilbar* das Wissen und damit die Macht für mehr Freiheit gewonnen haben, um besser mit oder ganz ohne Diabetes zu leben, hab ich mit diesem Buch erreicht, was ich mir gewünscht habe!

Svea Golinske

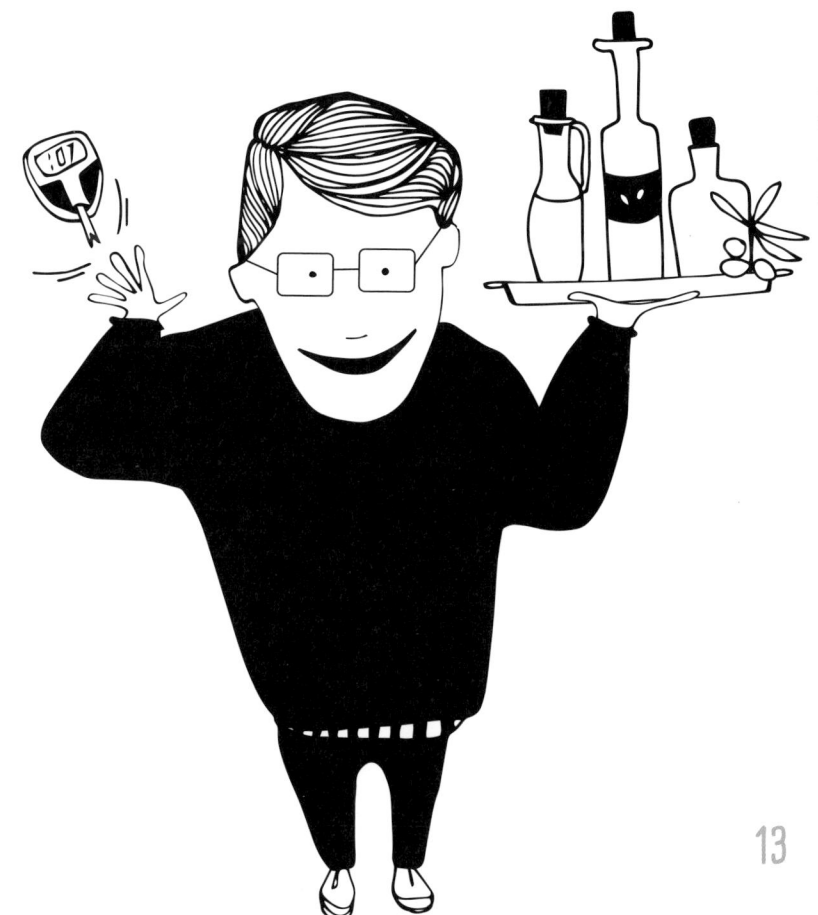

Was ist Diabetes?

Zucker

In diesem Kapitel erfahren Sie vor allem mehr über:

- die Grundlagen zu Kohlenhydraten, Fetten und Proteinen
- Grundlegendes zu Vorgängen im Körper, die bei Diabetes relevant sind
- Prädiabetes und Insulinresistenz
- die verschiedenen Diabetes-Typen

Es gibt verschiedene Typen von Diabetes. Allen gemein ist, dass aus unterschiedlichen Gründen dem Stoffwechsel kein oder nicht genügend des Hormons Insulin nutzbar zur Verfügung steht. Insulin ist vor allem dafür verantwortlich, aufgenommene Kohlenhydrate (verschiedene Zuckerformen) abzubauen. Ansonsten unterscheiden sich Diabetes-Typen teilweise immens voneinander. Das Spektrum reicht von einer Autoimmunkrankheit über eine Schwangerschaftsnebenerscheinung bis hin zur Zivilisationskrankheit.

Um Diabetes – unabhängig des Typs – zu verstehen, muss man das hauptverantwortliche Hormon in Sachen Diabetes verstehen, das Insulin, sowie den Hauptverantwortungsbereich des Insulins, den Kohlenhydratstoffwechsel. Insulin ist das entscheidende Hormon, das die meisten Kohlenhydrate im Körper verfügbar macht. Nachdem die Kohlenhydrate in ihre einfachste Form, die Glukose (Traubenzucker), aufgespalten werden, kommt das Insulin als Signalgeber ins Spiel. Es »meldet« den Glukosetransportern, die Glukose als Energie in die Zellen zu transportieren. Steht dem Körper zu wenig oder kein Insulin zur Verfügung, steigt der Blutzuckerspiegel.

Kohlenhydratstoffwechsel

Insulin verstoffwechselt also Kohlenhydrate. Aber was ist mit Kohlenhydraten eigentlich alles gemeint? Kohlenhydrate bestehen aus Zuckermolekülen (daher wird auch häufig statt von Kohlenhydraten, einfach von »Zucker« gesprochen). Um die gestörten Wirkmechanismen, die für Diabetes verantwortlich sind, zu verstehen, müssen wir Kohlenhydrate (Zucker) in ihrer physiologischen Wirkung betrachten. Die meisten Zuckermoleküle sind Energie für den Körper, die je nach Zuckerart unterschiedlich schnell aufgespaltet und verarbeitet werden kann. Es gibt verschiedene Komplexitätsformen der Kohlenhydrate (siehe Seite 25 f). Das beutetet für unseren Körper, je nach Kohlenhydratform, unterschiedlich viel Aufwand, um sie physiologisch nutzbar zu machen und abzubauen.

Nehmen wir zum Beispiel ein Stück Vollkornbrot: Hier ist Zucker enthalten, und zwar nicht zu knapp. Im Vollkornbrot sind jedoch wesentlich komplexere Kohlenhydrate (Zuckerformen) enthalten, als etwa in einem Stück Würfelzucker, das aus Zweifachzucker in Form von Glukose und Fruktose besteht.

Die meisten Kohlenhydrate sind insulinrelevant – bis auf die *Ballaststoffe*, die zwar biochemisch betrachtet durch ihre Bausteine ebenfalls zu den Kohlenhydraten zählen, jedoch kein Insulin benötigen. Ballaststoffe sind vor allem in Gemüse, Samen, Nüssen und Vollkornprodukten mit hohem Schrotanteil enthalten. Sie werden physiologisch anders als Kohlenhydrate verstoffwechselt. Auf Nährwertangaben sind sie separat und nicht als Kohlenhydrate aufgeführt. **Empfehlungen und Aussagen zu Kohlenhydraten in der Ernährung beziehen sich wegen der entscheidenden Unterschiede nicht auf Ballaststoffe, sondern auf alle anderen, und zwar die insulinrelevanten Kohlenydrate.**

Alle Kohlenhydrate bestehen stets aus Kohlenstoff, Wasserstoff und Sauerstoff. Die verschiedenen Anteile dieser Bestandteile machen die Komplexität der Kohlenhydrate aus.

Insulin und die verschiedenen Zuckerformen (Kohlenhydratformen)

Die Art des aufgenommenen Zuckers hat unterschiedlich ausgeprägte Prozesse vor allem für den Insulinausstoß zur Folge, die auch für die Gesundheit relevant sind. Kohlenhydrate, die zu einem Anstieg des Blutzuckerspiegels in unserem Körper führen, können aus verschiedenen Zuckerformen bestehen. Das Vollkornbrot zum Beispiel enthält komplexe Kohlenhydratformen. Das bedeutet, sie sind langkettig und müssen zunächst aufgespalten werden, um die vom Insulin in die Zellen transportierbare Glukose zu erhalten.

Für unseren Körper bedeutet dies, dass der Blutzuckerspiegel nach dem Verzehr des Vollkornbrotes nicht sofort ansteigt, da die Spaltungsprozesse Zeit in Anspruch nehmen. Diese komplexen Kohlenhydrate werden daher nicht abrupt, sondern langsam, in einem relativ stetigen Verlauf für den Körper als Energie nutzbar. Der Blutzuckerspiegel wird in diesem Falle langsam erhöht.

Ganz anders verhält es sich, wenn wir z. B. ein Stück Traubenzucker (Einfachzucker) essen. Hier steigt der Blutzucker schon innerhalb weniger Minuten an, da der Körper nichts mehr aufspalten muss, also quasi nichts zu tun hat, außer die Energie mithilfe von Insulin in die Zellen zu schleusen. Entsprechend stößt der Körper hierzu das Insulin aus. Bei einer großen Menge wenig komplexer Zuckerformen bedeutet dies eine abrupte und hohe Bereitstellung von Insulin. Bei einem gesunden Organismus wird der Insulinausstoß dem Blutzuckeranstieg individuell durch physiologische Prozesse angepasst.

> Bereits im Mund werden Kohlenhydrate aufgespalten und nutzbar gemacht. Das geschieht durch unseren Speichel, der die dafür notwendigen Enzyme enthält. Darum wird Menschen mit Diabetes bei einer Unterzuckerung auch empfohlen, ein Traubenzuckerplättchen im Mund zergehen zu lassen.

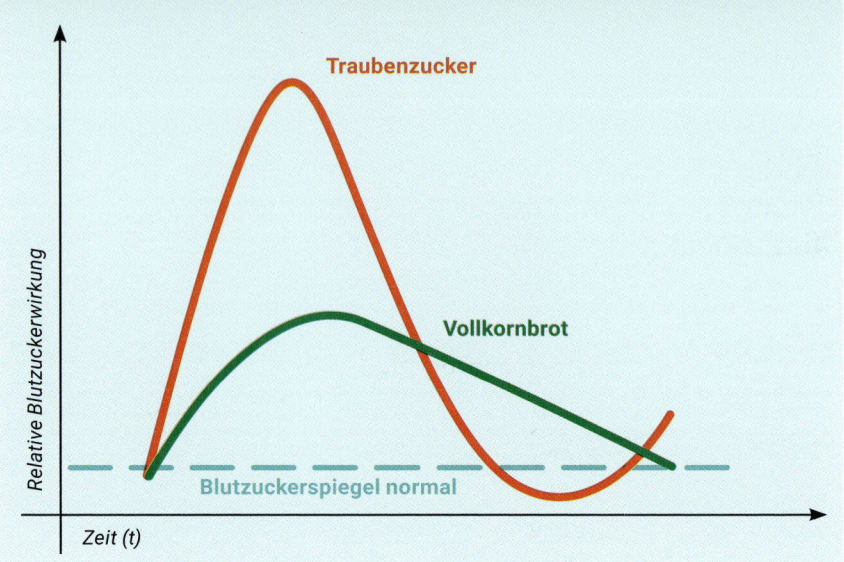

Stellen wir uns nun zwei Kurven in einem Diagramm vor, so sehen wir, dass das Traubenzuckerplättchen den Blutzucker für kurze Zeit stark ansteigen lässt, während Vollkornbrot eine ebenere, dafür aber längere Wirkungskurve aufweist. Dies ist ein wichtiger Punkt, den wir uns für unsere tagtägliche Ernährung merken sollten. Hierin liegt auch begründet, warum Menschen mit Diabetes eine Vollwerternährung mit komplexen statt einfachen Kohlenhydraten empfohlen wird, denn abrupte und hohe Insulinausschüttungen führen in vielen Fällen nur kurze Zeit nach dem zuckerreichen Essen zu einem zu niedrigen Blutzuckerspiegel. Das kurzfristig benötigte Insulin wirkt nämlich auch nach dem Abbau der einfachen Zuckerformen noch.

Neben einer Unterzuckerung ist somit nicht selten auch Heißhunger die Folge. Eine gleichmäßige Einstellung ist so kaum möglich. Auch wegen dieser Prozesse gilt eine Ernährung mit vielen einfachen Kohlenhydraten als ungesund und Übergewicht fördernd. Ob jedoch die Alternative, eine an komplexen Kohlenhydraten reiche Ernährung, wirklich sinnvoll und zeitgemäß ist, vor allem bei Menschen mit Diabetes oder erhöhtem Diabetes-Risiko, ist ein zentrales Thema von *Diabetes ist heilbar*.

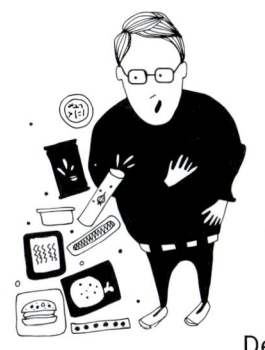

Was unser Körper braucht und besonders »mag«

Dem Körper stehen drei Makronährstoffe zur Verfügung. Dieses sind die Kohlenhydrate (Zucker), die Lipide (Fette) und die Proteine (Eiweiß). Alle drei Makronährstoffe (siehe Seite 25 ff) – mehr sind es nicht – sind wichtig für eine langfristig gut versorgte und funktionierende Physis, wobei nur die Lipide und Proteine überlebenswichtig (essenziell) sind. Die Meinungen gehen auseinander, wenn es um die mengenmäßig optimale Verteilung der Makronährstoffe geht, es gibt jedoch viele Fakten, die den bisherige Empfehlungen widersprechen. Dazu später mehr.

Kohlenhydrate, die schnellen Energielieferanten

Die Aufgabe der Kohlenhydrate besteht darin, leicht verfügbare Energie zu liefern. Kohlenhydrate sind außerdem die direktesten Energielieferanten für unser Gehirn. Energie ist entscheidend dafür, den gesamten Körper am Leben zu halten. Aus dem Grund lagern wir auch Fett ein. Solche Lagerstellen können für eine spätere Energiebereitstellung genutzt werden. Unser Körper sorgt damit für »Dürreperioden« vor, die er »fürchtet«. Dieser Vorgang ist in unserem genetischen Code einprogrammiert und bei dem einen mehr, dem anderen weniger stark ausgeprägt.

Jeder der drei Makronährstoffe ist energierelevant. Um die Energie verfügbar zu machen, wird jedoch vor allem für Kohlenhydrate Insulin benötigt. Proteine benötigen nur zum Teil und entschieden weniger Insulin, und auch eine Aufnahme von Fett ist nicht unmittelbar mit einem Insulinausstoß des Körpers verbunden.

Energie aus aufgenommenen Kohlenhydraten wirkt am direktesten. Unter ihnen ist es der aufgespaltene einfache Traubenzucker, der am schnellsten »ins Blut geht« und als Energie verfügbar wird. Auch deshalb reagiert unser Körper mit mehr Appetit, wenn er etwas Süßes schmeckt. Unser Gehirn verarbeitet die süße Information im Mund und wittert schnelle Energie und verlangt nach mehr. Die Folge: Wenn wir ein Stück Schokolade essen, wollen wir meistens mehr davon vertilgen.

Ähnlich sieht die physiologische Präferenz übrigens bei Fett und Salz aus. Salz ist wichtig für den Flüssigkeitshaushalt des Körpers. Es bindet das Wasser und sorgt für seine Einlagerung. Wir bestehen immerhin zu einem Großteil (im Durchschnitt etwa zu 65 Prozent) aus Wasser, daher wird Salz von unserem Gehirn als elementarer Baustein angesehen. Mit salzigen Lebensmitteln verhält es sich deshalb ähnlich wie mit süßen: Beim Verzehr suggeriert unser Gehirn uns, davon mehr aufnehmen zu müssen, um eine Versorgung des Körpers sicherzustellen, selbst wenn wir schon ausreichend damit versorgt sind.

Dr. Matthias Riedl, geschäftsführender Direktor vom »medicum« Hamburg, das Diabetologie und Ernährungsmedizin mit anderen medizinischen Fachgebieten verbindet, spricht noch von einer weiteren verheerenden Nachricht an unser Gehirn durch süßen Geschmack: »Der süße Geschmack eines Nahrungsmittels enthält für das Gehirn auch die Information, dass es sich um ungiftige Nahrung handelt. Besonders in Zeiten, als wir noch als Jäger und Sammler unterwegs waren, war diese Geschmacksinformation wichtig. Heute in Zeiten industriell hergestellter Lebensmittel wird uns dieser ‚Süße-Instinkt' nicht selten zum Verhängnis.«

Was unser Gehirn nämlich leider nicht weiß ist, dass wir in einer Überflussgesellschaft leben und eine Dürre derzeit nicht abzusehen ist. Das heißt, der Körper neigt auch ohne Not zum Hamstern, Einlagern, Festhalten, zum Zu-viel-Aufnehmen – nur, um vorzusorgen. Gefährlich für die Gesundheit kann dieser Instinkt in Kombination mit dem Überangebot werden. Nehmen wir dieses Angebot zu reichlich und regelmäßig wahr, indem wir uns überernähren, so nehmen wir zu, da unser Körper nicht in der Lage ist, überschüssige Energie einfach auszuscheiden, wenn er sie erst mal aufgenommen hat. So kommt es heute oft zu einer Überversorgung, die gefährliche Folgen haben kann. Wir werden immer dicker und »fetter«.

Fett, das Multifunktionstalent

Damit wären wir bei einem weiterem von unserem Körper gern verzehrten Nahrungsmittel, das im Übrigen auch einer der Geschmacksträger für Speisen ist: dem Fett. Das in Verruf geratene Nahrungsfett ist jedoch anders als oftmals propagiert, nicht ungesund, im Gegenteil, es hat wichtige Funktionen für unseren Körper (mehr ab Seite 83).

Da Nahrungs- und Körperfett gemeinhin denselben Überbegriff »Fett« trägt, liegt für viele Menschen die Schlussfolgerung nahe, dass fettreiches Essen auch den Körper fett macht. Dies ist jedoch so nicht korrekt. Wenn der Körper bei Überernährung mehr Körperfett ansetzt, ist nicht vornehmlich das aufgenommene Nahrungsfett die Ursache, sondern eine *positive Energiebilanz*, die durch alle Makronährstoffe bewirkt werden kann und vor allem im Zusammenspiel mit starken Insulinausschüttungen bei zuckerreicher Nahrung problematisch wird.

Kalorien-/Energiebilanz

Der menschliche Körper verbraucht in jeder Sekunde Energie. Diese Energie bezieht er aus aufgenommenen Makronährstoffen, er kann sie aber auch aus dem eigenen Organismus gewinnen, vornehmlich aus dem Fett- und Muskelgewebe. Der sogenannte Grundumsatz (Energiebedarf ohne körperliche oder geistige Anstrengung) liegt bei einem Erwachsenen im Durchschnitt in einer Stunde bei einer Kilokalorie (kcal) pro Kilogramm Körpergewicht.

Man kann seinen durchschnittlichen täglichen Grundumsatz also leicht errechnen, wenn man sein Gewicht mit 24 (für 24 Stunden) multipliziert. Der Grundumsatz bei Frauen liegt etwas niedriger (im Schnitt 10 Prozent niedriger), da Frauen meist anlage- sowie hormonell bedingt weniger Muskulatur haben als Männer. Je höher der Anteil der Muskeln an der Gesamtmasse ist, desto höher auch der Grundumsatz, da Muskeln mehr Energie benötigen als beispielsweise Fettgewebe. Insofern ist die Berechnung des

Grundumsatzes nur als Richtwert zu verstehen, da jeder Körper individuell sehr unterschiedlich sein kann.

Zur Ermittlung der eigenen Kalorien-/Energiebilanz muss zudem der Energiebedarf aus Aktivitäten hinzugerechnet werden, auch »Leistungsumsatz« genannt. Dieser kann mithilfe des PAL-Wertes ermittelt werden. Dieser Wert gibt den Faktor an, mit dem der individuelle Grundumsatz zu multiplizieren ist, um den tatsächlichen täglichen Kilokalorien-/Energieverbrauch bzw. -bedarf zu berechnen. Faustregeln zur Multiplikation mit dem Grundumsatz sind:

→ bei einem Lebensstil, der fast nur sitzend stattfindet: mal 1,2
→ bei einem Lebensstil mit überwiegend sitzender Tätigkeit und nur geringen Freizeitaktivitäten: mal 1,4 bis 1,5
→ bei einem sitzenden sowie gehenden oder stehenden Lebensstil: mal 1,6 bis 1,7
→ bei einem vorwiegend gehenden oder stehenden Lebensstil: mal 1,8 bis 1,9
→ bei einem physisch anstrengenden und fordernden Lebensstil: mal 2,0 bis 2,4

An den Multiplikationsfaktoren zeigt sich, wie erheblich die körperliche Aktivität durch Arbeit oder Sport den Energiebedarf beeinflusst.

Ganz unabhängig davon, welche Makronährstoffe man aufnimmt, gilt: Wer abnehmen möchte, sollte am Ende des Tages eine negative Energie-/Kalorienbilanz vorweisen können. Bei einer anhaltenden positiven Kalorienbilanz ist meist schon nach kurzer Zeit eine Gewichtszunahme in Form von mehr Körperfett zu verzeichnen.

Nahrungsfette haben viele positive Funktionen: Wegen ihrer Eigenschaft der höchsten Energiedichte der drei Makronährstoffe liefern sie als Energieträger mehr als doppelt so viel Energie im Vergleich zu Kohlenhydraten und Eiweiß. Ein Gramm Fett enthält etwa neun Kilokalorien (kcal), während ein Gramm Kohlenhydrate oder Eiweiß je nur etwa vier Kilokalorien enthalten. Fett ist zudem ein Träger wichtiger Vitamine, die nur durch eine Fettaufnahme im Körper gelöst und damit verfügbar gemacht werden können. Dies sind die Vitamine A, D, E und K.

Nahrungsfett benötigt kein Insulin, um vom Körper verstoffwechselt zu werden, was es zu einem interessanten Makronährstoff für Menschen macht, deren Insulinhaushalt gestört ist oder deren Organismus gar kein Insulin produzieren und damit Kohlenhydrate eigenständig nicht richtig oder gar nicht verstoffwechseln kann – was auf alle Menschen mit Diabetes zutrifft. Dennoch wird bis heute oft von offiziellen Stellen und Medien von fettreicher Nahrung abgeraten. Ob dies tatsächlich der richtige Weg ist, wird ab Seite 83 geklärt.

Proteine, Bausteine unseres Körpers

Proteine sind essenziell für den menschlichen Körper, da sie aus Aminosäuren bestehen – den Bausteinen unseres Organismus. Auch Proteine bedürfen eines gewissen Anteils an Insulin, um verstoffwechselt zu werden. Dieser ist jedoch wesentlich geringer als bei Kohlenhydraten. Für insulinpflichtige Diabetiker besonders interessant sind hierzu die Ausführungen von Prof. Dr. Hans Hauners, Mediziner und Ordinarius für Ernährungsmedizin an der TU München sowie Direktor des Else Kröner-Fresenius-Zentrums für Ernährungsmedizin. Vielen ist nicht bekannt, dass einige Aminosäuren der Proteine, und zwar die glukoplastischen Aminosäuren, in Glukose (Zucker) umgewandelt werden können: »Acht unserer 20 Aminosäuren sind zur Glukogenese fähig, sprich sie können in Glukose umgewandelt werden«, sagt Hauner. Das heißt, auch Proteine können nach mehreren Stunden zu einem Anstieg des Blutzuckerspiegels führen, vor allem, wenn es sich um größere aufgenommene Eiweißmengen handelt.

Trotz der blutzuckererhöhenden Eigenschaft der glukoplastischen Aminosäuren brauchen Proteine entscheidend weniger Insulin, um verstoffwechselt zu werden. Den Erfahrungen von Prof. Dr. Hauner nach, muss man pro verzehrtem Gramm Protein etwa ein Drittel des von einem Gramm Kohlenhydraten gewohnten Blutzuckeranstiegs veranschlagen, um eine mögliche Insulindosis ermitteln zu können. »Es gibt hier aber wenige praktische Empfehlungen, wie man Proteinen blutzuckertherapeutisch beggnen soll«, so Hauner (siehe Seite 32 ff).

Übersicht: Mikro- und Makronährstoffe

Der menschliche Körper benötigt Makro- und Mikronährstoffe, um seine Funktionen aufrechtzuerhalten.

Mikronährstoffe

Mikronährstoffe werden in wesentlich geringeren Mengen als Makronährstoffe benötigt, übernehmen jedoch ebenfalls lebenswichtige Funktionen im Körper. Zu den Mikronährstoffen zählt man Mineralstoffe, Spurenelemente und Vitamine. Anders als Makronährstoffe, sind Mikronährstoffe nicht direkt relevant für den Energiehaushalt des Körpers und daher in Fragen der Blutzuckereinstellung nur sekundär zu betrachten. Nichtsdestotrotz kommt ihnen bei Menschen mit Diabetes eine besondere Rolle zu, da durch Diabetes ein höherer Bedarf an einzelnen Mikronährstoffen entstehen kann und eine günstige Mikronährstoffaufnahme die Insulinresorption verbessern kann.

Makronährstoffe

Entscheidender für die vorrangigen Fragen in *Diabetes ist heilbar* sind die drei Makronährstoffe: Kohlenhydrate (verschiedene Zuckerformen), Lipide (verschiedene Fette, die wiederum aus unterschiedlichen Fettsäuren bestehen) und Proteine (Eiweiß, das aus unterschiedlichen Aminosäuren besteht).

Kohlenhydrate (Zucker)

Kohlenhydrate stellen unserem Körper vor allem Energie zur Verfügung. Um den Zellen diese aufgenommene Energie zur Verfügung zu stellen (sie physiologisch nutzbar zu machen), wird Insulin benötigt. Kohlenhydrate bestehen aus Kohlenstoff, Sauerstoff und Wasser. Bei Kohlenhydraten handelt es sich um unterschiedlich komplexe Zuckerformen, die sich vor allem in der Menge ihrer Zuckerbausteine voneinander unterscheiden:

Einfachzucker (Monosaccharide)

bestehen aus einem einzigen Zuckermolekül. Einfachzucker sind Glukose (Traubenzucker) und Fruktose (Fruchtzucker). Die Glukose führt zu einer raschen und kurzfristigen Erhöhung des Blutzuckerspiegels.

Zweifachzucker (Disaccharide)

bestehen, aus zwei Einfachzuckermolekülen. Ein Beispiel ist die als Haushaltszucker bekannte Saccharose (bestehend aus Rüben- und Rohrzucker). Einfach- und Zweifachzucker sind vor allem in süßen Lebensmitteln wie Schokolade, Fruchtgummi, Cola und anderen Softdrinks enthalten.

Laktose (Milchzucker)

wird ebenfalls zur Gruppe der Disaccharide gezählt. Ihr kommt jedoch in der Betrachtung ihrer Blutzuckerwirkung eine andere Rolle als anderen Zweichfachzuckern zu. So hat Laktose eine etwa viermal längere Wirkdauer als der zu den Zweifachzuckern zählende Haushaltszucker und damit einen niedrigen glykämischen Index (siehe Seite 66, Infokasten GI und GL). Die Mengen des Milchzuckers in natürlichen Milchprodukten sind zudem verhältnismäßig gering.

Oligosaccharide

bestehen aus mindestens drei bis zu neun Einfachzuckermolekülen. Zu ihnen zählen zum Beispiel Verbascose, Stachyose und Rafnose. Oligosaccharide sind primär in Hülsenfrüchten enthalten.

Mehrfachzucker (Polysacharide)

haben mindestens zehn Einfachzuckermoleküle. Klassische Mehrfachzucker sind Stärke, Dextrine, Glykogen und Ballaststoffe:

Stärke ist vor allem in pflanzlichen Lebensmitteln wie Kartoffeln, Gemüse und Getreideprodukten (z. B. Brot oder Reis) enthalten. Im Falle der meisten Gemüsesorten ist jedoch oft keine oder nur wenig Stärke enthalten, während Reis, Weizen und Roggen sehr viel Stärke enthalten.

Die *Dextrine* sind Stärkeabbauprodukte, die durch verschiedene Prozesse entstehen können.

Bei *Glykogen* handelt es sich um Glukose oder Glykose, die vom Körper speicherbar umgewandelt wurde. Glykogen entsteht im Körper dann, wenn mehr Glykose oder Glukose im Blut vorhanden sind, als gerade für den Energiestoffwechsel benötigt werden. Dieser »Zuckerüberschuss« wird dann zu Glykogen umgewandelt und in Leber und Muskeln gespeichert.

Ballaststoffe zählen auch zu den Mehrfachzuckern, sind jedoch nicht verdaulich und haben keine direkte Wirkung auf den Energiestoffwechsel. Sie werden separat betrachtet und wenn man allgemein von Kohlenhydraten hört oder spricht, sind Ballaststoffe üblicherweise nicht gemeint. Ballaststoffe erhöhen den Blutzucker nicht und haben viele positive Eigenschaften. Sie sind u.a. verdauungsfördernd und wirken positiv auf die Darmgesundheit. Studien zeigen zudem protektive Wirkungen, zum Beispiel hinsichtlich der Entstehung von Herzerkrankungen und Typ-2-Diabetes.

Man unterscheidet zwei Gruppen von Ballaststoffen: die wasserlöslichen und nicht löslichen, die beide gesundheitsfördernden Nutzen für den Körper haben. Die nicht löslichen Ballaststoffe kommen in größeren Mengen in Vollkornprodukten vor, da diese weniger weiterverarbeitet wurden und die ballaststoffhaltigen Schalen noch in den Produkten enthalten sind. Ballaststoffe befinden sich ebenso in großen Mengen in vielen weiteren pflanzlichen Lebensmitteln wie Gemüse, Nüsse und Samen. In Gemüse sind viele lösliche Ballaststoffe enthalten.

»Eine gemüsereiche Ernährung und ein täglich mäßiger Verzehr von Nüssen kann übrigens eine optimale Ballaststoffversorgung ermöglichen – auch ohne den Verzehr von Vollkornprodukten«, erklärt Dr. Riedl.

KONTROVERS

Prof. Dr. Andreas Pfeiffer, Professor für Innere Medizin an der Freien Universität Berlin und Leiter der Abteilung Klinische Ernährung am Deutschen Institut für Ernährungsforschung Potsdam erklärt: »Gemüse enthält viele wichtige Inhaltsstoffe, wie Vitamine und sekundäre Pflanzenstoffe. Für seine Ballaststoffe wurden bis dato weniger protektive Wirkungen festgestellt als bei Ballaststoffen aus Samen, Nüssen und Getreide.« Dieser Aussage widerspricht der Ökotrophologe Prof. Dr. Nicolai Worm, Professor an der Deutschen Hochschule für Prävention und Gesundheitsmanagement (DHPG) in Saarbrücken: »Ballaststoffe aus Gemüse haben den Vorteil, dass sie mit einer viel geringeren Energiedichte zugeführt werden und sie enthalten vor allem die löslichen Ballaststoffe, die für die Darmgesundheit entscheidend bessere Wirkungen haben als die unlöslichen Ballaststoffe aus Getreide. Die Annahme der protektiven Wirkungen der Getreideballaststoffe geht auf epidemiologische Studien[1] zurück, in denen Menschen, die mehr Vollkorn aßen, z. B. weniger koronare Herzerkrankungen aufwiesen. Wer bevorzugt Vollkorn isst, zeichnet sich durch ein höheres Gesundheitsbewusstein aus. Die Nicht-Vollkornesser haben entsprechend viel Weißmehlprodukte gegessen, was per se ein Gesundheitsrisiko darstellt. Und man muss sich fragen, was sie womöglich sonst noch alles falsch und die Vollkornesser ansonsten richtig gemacht haben. Um faktenbasierte Rückschlüsse ziehen zu können, ob es nun wirklich der Vollkornverzehr war, der den Ausschlag für das Gesundheitsplus gegeben hat, muss man kontrollierte Interventionsstudien machen.«

---

[1] Beobachtungsstudien über einen langen Zeitraum, die nicht unter klinischen Bedingungen und Vorgaben erfolgten

Festzuhalten bleibt, trotz der Unstimmigkeiten über die genaue Ballaststoffqualität einzelner Lebensmittelgruppen, dass einer ballaststoffreichen Ernährung eine immens wichtige Bedeutung zukommt. **Mindestens 30 Gramm Ballaststoffe am Tag** sollten nach Auffassung der meisten Quellen verzehrt werden. Wer nicht gern auf Getreideprodukte zurückgreift, kann die Gesundheitsvorteile der Ballaststoffe mit hoher Wahrscheinlichkeit auch aus Gemüse, Nüssen und Samen ziehen.

Wichtig für Diabetiker:

Je einfacher die Kohlenhydrate, desto schneller erhöhen sie den Blutzuckerspiegel. Nahrungsmittel mit einem hohen einfachen Zuckeranteil und niedrigen Fettanteil haben einen hohen glykämischen Index (GI) und benötigen eine kurzfristige, nicht selten auch hohe Insulinmenge, um einen normalen Blutzuckerspiegel zu halten. Anders ist dies bei den komplexen Kohlenhydraten mit niedrigem glykämischen Index, die meist ballaststoffreicher sind und den Blutzucker nur langsam ansteigen lassen und zudem länger sättigen. Neben der Geschwindigkeit der Blutzuckererhöhung ist auch noch ein weiterer Faktor wichtig: die *glykämische Last (GL)*. Sie bezieht neben der Geschwindigkeit der Wirkung auch die gesamte Blutzuckerwirkung im Hinblick auf die Zuckermenge und damit auch die Gesamtmenge des benötigten Insulins mit ein (mehr auf Seite 66). Ein Gramm Kohlenhydrate enthält in etwa vier Kilokalorien (kcal).

Lipide (Fette)

Fette haben vielerlei wichtige Funktionen im Körper. Sie dienen zum Beispiel als Energiespeicher bzw. -lieferant, als Träger und Verwerter fettlöslicher Vitamine, als Lieferant essenzieller Fettsäuren, als Baustoff in Zellmembranen, als Vorstufe von Hormonen sowie als Schutz. Sie haben außerdem eine Pufferfunktion und dienen der Isolierung. Bei den Nahrungsfetten wird zwischen gesättigten, trans-ungesättigten, einfach ungesättigten sowie mehrfach ungesättigten Fettsäuren unterschieden. Für zahlreiche physiologische Vorgänge ist Fett essenziell. Das heißt, diese Vorgänge sind nur möglich, wenn bestimmte essenzielle Fettsäuren über die Nahrung aufgenommen wurden.

Nach derzeitiger Studienlage kann man davon ausgehen, dass gehärtete Trans-Fettsäuren, die durch einen Teilhärtungsprozess entstehen (vollständig gehärtete Fette enthalten somit nicht zwangsläufig Trans-Fettsäuren), gesundheitsschädlich sind. Dies gilt jedoch nicht für alle Trans-Fettsäuren. Trans-Fettsäuren können bei mehrmaligem Erhitzen bestimmter Pflanzenöle oder zum Beispiel bei Desodorierungs- und Hydrierungsprozessen in der industriellen Bearbeitung von ungesättigten Fetten entstehen und in unterschiedlichen Ausprägungen in industriell hergestellten Lebensmitteln mit gehärteten Fetten enthalten sein (mitunter in Backwaren und frittierten Kartoffelprodukten); sie werden in diesen Fällen als schädlich eingestuft.

Trans-Fettsäuren kommen aber auch natürlich vor: nämlich im Fett von Wiederkäuern, wobei die Schädlichkeitseinschätzung hier je nach Quelle anders ausfällt: »Es gibt Hinweise darauf, dass von diesen Trans-Fettsäuren einige wiederum förderliche Eigenschaften haben«, erklärt Prof. Dr. Worm.

Wichtig für Diabetiker:

Fett galt lange Zeit besonders für Menschen mit Typ-2-Diabetes als kritischer Makronährstoff, der nur sehr eingeschränkt aufgenommen werden sollte. Gründe hierfür wurden unter anderem festgemacht an dem häufigen Übergewicht bei Typ-2-Diabetes sowie den nicht selten damit einhergehenden Fettstoffwechselstörungen und den damit verbundenen erhöhten LDL-Cholesterin-Werten. Lange galt demnach: Wer die Fettzufuhr verringert, verbessert auch die Cholesterinwerte. Diese entscheidende Regel einer »gesunden« Ernährung steht mittlerweile aber mehr als nur auf dem Prüfstand (siehe ab Seite 90), sie stimmt so nicht. Fett hat zwar die höchste Kaloriendichte mit neun Kilokalorien pro Gramm. Es ist jedoch ein gesunder Geschmacksträger, der, wie es scheint, lange Zeit zu Unrecht als der Dickmacher unter den Makronährstoffen gehandelt wurde. Prof. Dr. Pfeiffer weiß: »Wir haben mittlerweile viele Hinweise wie auch evidenzbasierte Belege für die protektive Wirkung von ungesättigten Fettsäuren zum Beispiel auf die koronare Herzkrankheit.«

Proteine (Eiweiße)

Proteine sind vor allem für den Zellaufbau und die Zellreparatur nötig. Es gibt sowohl pflanzliche als auch tierische Proteine, die durch die Nahrung aufgenommen werden können. Proteine sind entscheidende Bausteine des menschlichen Organismus und mit etwa vier Kilokalorien pro Gramm ebenfalls ein Energielieferant für den Körper. Proteinreiche Lebensmittel haben eine sättigende Wirkung.

Nahrungsproteine bestehen aus Aminosäuren. Hier wird zwischen essenziellen (unentbehrlichen) und nicht-essenziellen (entbehrlichen) Aminosäuren unterschieden. Erstere müssen über die Nahrung aufgenommen werden, da der Körper sie nicht selbst herstellen kann. Sie sind unabdingbar für das Überleben des menschlichen Organismus.

Proteine fungieren als Baustoffe für unsere Zellen, Muskeln, Organe und unser Blut. Zudem sind die meisten Enzyme Proteine, und auch Hormone sind aus Aminosäuren aufgebaut. Um die Lebensfunktionen aufrechtzuerhalten, finden im Körper kontinuierlich Erneuerungsprozesse statt, für die die Proteinaufnahme zwingend erforderlich ist. Es gibt 23 proteinogene Aminosäuren (das heißt Aminosäuren, die Bausteine von Proteinen sind), von denen 20 als »Standard-Aminosäuren« klassifiziert sind. Sie können je nach Zusammenstellung die unterschiedlichsten Aufgaben im Körper haben. Neun von ihnen sind essenziell (unentbehrlich). Wer sie nicht über die Nahrung aufnimmt, muss mit Mangelerscheinungen rechnen.

Die Qualität von Proteinen für den Körper bemisst sich an ihrer Verwertbarkeit. Je mehr die Zusammenstellung der Aminosäuren eines Nahrungsproteins einem körpereigenen Protein ähnelt, desto höher ist seine *biologische Wertigkeit*. Die Zahl der biologischen Wertigkeit gibt Auskunft darüber, wie viel Gramm für den Körper verwertbares Protein aus 100 Gramm eines aufgenommenen Nahrungsproteins erzeugt werden können. Die nicht verwertbaren Aminosäuren werden mit dem Urin über die Nieren ausgeschieden.

Die empfohlene Menge an täglich aufzunehmenden Proteinen variiert je nachdem, wer Auskunft gibt. Die Deutsche Gesellschaft für Ernährung (DGE) empfiehlt einen Referenzwert von 0,8 Gramm pro Kilo Körpergewicht für Menschen bis 65 Jahren und 1 Gramm im höheren Alter.[2] Dr. Riedl spricht sich für eine eiweißreichere Kost aus. Leistungssportlern empfiehlt er sogar Proteinmengen in Höhe von bis zu »1,8 Gramm pro Kilo Körpergewicht pro Tag. Die von der DGE empfohlenen 0,8 Gramm stellen das absolute Minimum der benötigten Proteinmenge dar.«

Dezidierte Untersuchungen[3] zu proteinreicherer Ernährung hat Prof. Dr. Pfeiffer angestellt und herausgefunden, dass Proteinen, insbesondere bei Diäten, eine günstige Rolle für die Gewichtsabnahme zukommt und dass eine proteinreichere Ernährung mit bis zu 30 Prozent Protein am Tag empfohlen werden kann: »Wir haben zwar keine Ergebnisse von Langzeitstudien, können jedoch im Hinblick auf zwei Jahre keine Schädlichkeit feststellen« (mehr ab Seite 100).

Proteine mit hoher biologischer Wertigkeit finden sich übrigens vor allem in tierischen Nahrungsmitteln, da uns die tierische Physiologie eher ähnelt als die pflanzliche. Hierbei ist es auch relevant, wie das Tier gelebt hat und wie es gefüttert wurde. Ein artgerecht gehaltenes Nutztier weist sowohl in der Fett- als auch Proteinbilanz für den menschlichen Organismus günstigere und gesündere Werte auf. Die höchste biologische Wertigkeit (100) hat übrigens das Hühnerei, das auch Referenzgrundlage zur Ermittlung der biologischen Wertigkeit eines Nahrungsmittels ist.

Wichtig für Diabetiker:

Acht der proteinogenen Aminosäuren haben die Fähigkeit zur Glukogenese, d.h. sie können in blutzucker- und damit insulinrelevante Glukose umgewandelt werden. Dies dauert länger als bei aufgenommenen Kohlenhydraten und erfolgt weniger stark. Wie ein insulinpflichtiger

---

2 http://www.dge.de/presse/pm/wie-viel-protein-brauchen-wir/, aufgerufen am 02.10.2017

3 https://www.deutsche-diabetes-gesellschaft.de/fileadmin/Redakteur/Leitlinien/Evidenzbasierte_Leitlinien/057-025l_S3_Diabetes_mellitus_Empfehlungen_Proteinzufuhr_2015-10.pdf, zuletzt eingesehen am 08.07.2017

Mensch mit Diabetes darauf in der Insulintherapie reagieren kann, ist von Fall zu Fall variabel, berichtet Dr. Riedl: »Bei einer reinen Proteinmahlzeit oder einer sehr fleischreichen Ernährung kann es durchaus sinnvoll sein, mit Bolus-Insulingaben[4] auf die Mahlzeit zu reagieren. Wir empfehlen das aber nicht generell, nur wenn sich herausstellt, dass die individuellen Essgewohnheiten zu Blutzuckerspitzen führen. Das gilt ähnlich übrigens auch für reine Gemüsemahlzeiten, die ja eigentlich nicht in Broteinheiten berechnet werden – normalerweise.«

Prof. Dr. Hauner rät als hilfreiche erste Faustregel, wenn Regulationen nötig sein sollten, zu etwa einem Drittel der benötigten Insulinmenge für 1 Gramm Protein im Vergleich zu 1 Gramm Kohlenhydrate. Bei Diabetikern mit eigener Insulinproduktion ist die sehr geringe und zudem sehr langsame Blutzuckerwirkung der Proteine von besonderem Vorteil, da ihr Körper so eine höhere Chance hat, den Abbauprozess eigenständig ohne Insulin- oder Blutzuckerüberschuss zu bewerkstelligen.

Lange hieß es: Im Falle von Nierenschädigungen sind Proteine mit Vorsicht zu genießen, da sie das Fortschreiten der Schädigung begünstigen können. Diese Empfehlungen stehen allerdings mittlerweile auf mehr als wackligem Boden. Prof. Dr. Stephan Martin, Chefarzt für Interdisziplinäre Diabetesbetreuung und Direktor des Westdeutschen Diabetes- und Gesundheitszentrums (WDGZ), verweist hier unter anderem auf eine Studie aus dem Jahr 2013, die eine Erhaltung und Verbesserung der Nierenfunktion nach einer kohlenhydratarmen und proteinreicheren Diät bei übergewichtigen Menschen, auch solchen mit Typ-2-Diabetes, feststellen konnte.[5] Selbstverständlich ist insbesondere bei bereits bestehenden Einschränkungen eine engmaschige Kontrolle durch und Zusammenarbeit mit dem behandelnden Arzt unabdingbar.

---

4 Insulingaben zu Mahlzeiten oder bei erhöhten Blutzuckerwerten in der intensivierten Insulintherapie

5 Renal Function Following Three Distinct Weight Loss Dietary Strategies During 2 Years of a Randomized Controlled Trial, in DIABETES CARE, VOLUME 36, AUGUST 2013, care.diabetesjournals.org, pdf-Datei zur Verfügung gestellt von Prof. Dr. Martin am 12.10.2017

Im Übrigen hat eine proteinreiche Ernährung nach derzeitigem Kenntnisstand ebenso wenig eine negative Auswirkung, wenn keine vorherigen Einschränkungen der Nierenfunktion vorliegen[6]. Um es mit den Worten von Prof. Dr. Martin zu sagen: »Von einer proteinreichen Ernährung wird man nicht nierenkrank!« Und Prof. Dr. Pfeiffer berichtet in diesem Zusammenhang: »Die Nephrologen sind noch vorsichtig und empfehlen bei einer eingeschränkten Nierenfunktion weiterhin einen Richtwert von Protein von 0,8 Gramm pro Kilogramm Körpergewicht pro Tag. Aktuelle Studien zeigen jedoch, dass dies nicht wirklich evidenzbasiert begründet ist. Hier kann man abwarten, was Ergebnisse in Zukunft zeigen, und womöglich von diesen Sicherheitsempfehlungen abweichen.«

---

[6] http://journals.lww.com/md-journal/pages/articleviewer.aspx?year=2015&issue=11240&article=00078&type=abstract Studie: Previous Abstract Long-Term Effects of a Very Low Carbohydrate Compared With a High Carbohydrate Diet on Renal Function in Individuals With Type 2 Diabetes: A Randomized Trial, zuletzt eingesehen am 27.10.2017

Insulin und Kohlenhydrate – wenn das Verhältnis nicht stimmt

Die Aufnahme von Kohlenhydraten hat einen Anstieg des Blutzuckerspiegels zur Folge. Diesem begegnet ein gesunder Körper mit dem Ausstoß von Insulin. Bei Insulin handelt es sich um ein für den Stoffwechsel elementar wichtiges Hormon, das von den Beta-Zellen der Langerhansschen Inseln in der Bauchspeicheldrüse produziert wird. Wird längere Zeit einmal nichts gegessen, neigen viele Menschen dazu, sich zittrig und schwach zu fühlen. Dies weist auf einen niedrigen Blutzuckerspiegel hin. Zu viel Insulin im Stoffwechselprozess kann hierfür ursächlich sein. Die Folgen eines niedrigen Blutzuckerspiegels, der für den Körper einen Energiemangel bedeutet, sind Hunger und Appetit bis hin zu starken Heißhungerattacken.

Dieses Phänomen kann sich übrigens nicht nur einstellen, wenn wir lange nichts gegessen haben. Eine Mahlzeit, die reich an wenig komplexen Kohlenhydraten ist und somit zu einem kurzfristigen starken Anstieg der Blutzuckerkonzentration führt, kann ebenfalls für einen zu hohen Insulinspiegel verantwortlich sein. Der Körper muss in diesem Fall für das süße Mahl in kurzer Zeit viel Insulin zur Blutzuckerregulation produzieren. Dessen Wirkungsdauer kann aber länger und stärker sein als die Blutzuckererhöhung durch einfache Kohlenhydrate. Die Folge ist ein über den Bedarf hinausgehender Verbleib von Insulin im Organismus, damit einhergehend ein niedriger Blutzucker und das daraus folgende Bedürfnis, diesen mit erneut zugeführtem Zucker zu erhöhen (siehe Abbildung Seite 36).

Das Problem kennen insulinpflichtige Diabetiker in verschärfter Form: Eine exakte Dosierung des Hormons für eine sehr kohlenhydratreiche Mahlzeit ohne späteres Nachjustieren mittels zusätzlicher Kohlenhydrat-Snacks oder Insulininjektionen ist oftmals nur schwer möglich. Es zeigt sich hier sehr anschaulich, wie trotz und gerade bei großen Mengen aufgenommener Kohlenhydrate das Gegenteil von Sättigung, nämlich eine Heißhungerattacke provoziert wird. Befinden sich keine großen Mengen Insulin im Blut, ist diese Gefahr weitaus geringer.

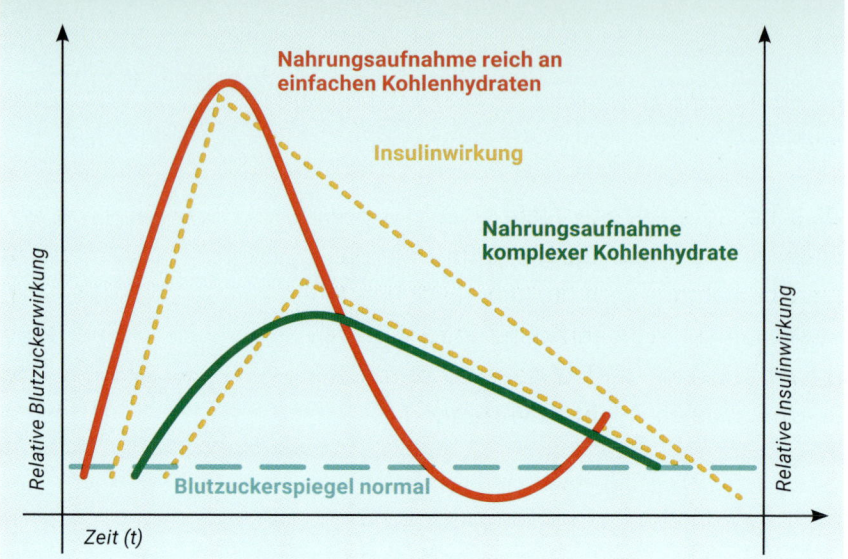

Insulin – ein Wachsumshormon

Hormone haben einen großen Einfluss auf unsere Gesundheit und Befindlichkeit und stehen oft in Wechselwirkung miteinander sowie mit vielen Prozessen im Körper. Insulin zählt zu den anabolen Hormonen, das bedeutet, es ist ein Wachstumshormon. Steht dem Körper Insulin verstoffwechselbar zur Verfügung, sinkt nicht nur der Blutzuckerspiegel, es werden auch der Muskelaufbau sowie die Einlagerung von Fett begünstigt. »Viel Insulin im Körper hemmt überdies die Fettverbrennung«, ergänzt Prof. Dr. Martin. Hier liegen auch die Ursachen dafür, dass immer mehr figurbewusste Menschen versuchen, den Insulinspiegel erhöhende Nahrungsmittel, also kohlenhydratreiche Nahrungsmittel, zu vermeiden. Bekannt sind solche Ernährungsformen unter den Bezeichnungen »Low-Carb« bis hin zu »No-Carb«. Low-Carb steht für »Low Carbohydrates« (wenig Kohlenhydrate) und No-Carb für »No Carbohydrates« (keine Kohlenhydrate). Ebenso gibt es wiederum Menschen, die um Fett- oder Muskelmasse aufzubauen, vermehrt auf Insulin setzen.

Achtung!

Wer schnell zu viel Körperfett einlagert oder bereits Übergewicht durch einen zu hohen Körperfettanteil hat, ist gut beraten, hohe Insulinausschüttungen des eigenen Körpers beziehungsweise hohe Insulininjektionen zu vermeiden.

Dies bedeutet jedoch nicht, Insulin gänzlich zu verteufeln. Als entscheidendem Signalgeber dafür, Energie in die Zellen eintreten zu lassen, kommt dem Insulin eine überlebensnotwendige Rolle im Stoffwechsel zu, denn ohne Insulin würde unser Blut überzuckern (hyperglykieren) und unserem Körper stünde das aufgenommene Energiepotenzial nicht zu Verfügung.

Diabetes – ein Name, unterschiedliche Erkrankungen

So weit, so gut, der Insulinstoffwechsel ist also das Hauptthema bei Diabetes. Ansonsten gibt es allerdings erhebliche Unterschiede zwischen den Erkrankungsformen. Es wird von vier verschiedenen Diabetes-Formen gesprochen. Der Typ-1-Diabetes betrifft in etwa fünf Prozent der Diabetiker. Der bekannteste und verbreitetste Typ-2-Diabetes betrifft etwa 90 Prozent von ihnen. Der Prädiabetes ist die Vorstufe von Typ-2-Diabetes-Erkrankungen. Unter dem Typ-3-Diabetes werden seltene Diabetes-Formen zusammengefasst und unter der von manchen als Typ-4-Diabetes bezeichneten Form versteht man den sogenannten Gestationsdiabetes, der bei Müttern in der Schwangerschaft auftreten kann und meist kurze Zeit nach der Schwangerschaft wieder verschwindet.

Typ-1-Diabetes

Beim Diabetes des Typs 1 handelt es sich um eine Autoimmunkrankheit, die bei den Betroffenen meist bereits im Kindes- und Jugendalter auftritt. Hierbei werden die Beta-Zellen der Langerhansschen Inseln der Bauchspeicheldrüse, die für die Insulinproduktion verantwortlich sind, vom eigenen Körper als »Feind« erkannt und in einer Autoimmunreaktion zerstört. Dem Körper steht so nach einem gewissen Zeitraum gar kein Insulin mehr zur Verfügung, weil er es nicht mehr produzieren kann.

Es gibt nach derzeitigem Kenntnisstand keine Heilung und ein Mensch mit Typ-1-Diabetes muss sein Leben lang Insulin durch täglich mehrfache Injektionen oder eine sogenannte Insulinpumpe, die an verschiedenen Körperstellen angebracht werden kann, zuführen. Menschen mit Typ-1-Diabetes sind auf mehrere Blutzuckermessungen am Tag angewiesen, um auf Blutzuckerschwankungen reagieren zu können.

Während vor 25 Jahren eine Blutzuckermessung mit relativ großen Geräten (z. B. dem »Reflolux«) und langen Teststreifen (ca. 10 cm) erfolgte und an die zwei Minuten Zeit in Anspruch nahm, funktioniert dies heute in einem Bruchteil der Zeit (ca. fünf Sekunden) mit Geräten und Teststreifen, die etwa um ein Dreifaches kleiner sind. Außerdem wird viel weniger Blut für die Blutzuckermessung benötigt, so dass die Stechhilfen mit kleineren Lanzetten ausgestattet sind, was das Stechen weniger schmerzhaft macht. Neueste Technologien, die auch einige Krankenkassen bereits übernehmen, kontrollieren den Blutzucker über einen permanent getragenen Sensor. Hier muss man nur ein Ablesegerät an den Sensor halten und kann im Zehnminutentakt den Blutzucker ablesen, ohne sich stechen zu müssen.

Auch in puncto Insulin hat sich in den letzten 25 Jahren einiges getan. Früher wurde mit klassischen Humaninsulinen gespritzt, nämlich einem relativ kurz wirkenden Normalinsulin und einem zeitverzögerten Basalinsulin. Letzteres wird eingesetzt, um eine möglichst gleichmäßige Versorgung mit Insulin sicherzustellen (unabhängig von der Nahrungsaufnahme). Normalinsuline dienen der Regulierung des Blutzuckers bei eventuell zu hohen Werten und zu deren Vorbeugung vor der für den Insulinstoffwechsel relevanten Nahrungsaufnahme. Normale Humaninsuline brauchten meist mindestens 30 Minuten, bis sich eine Wirkung überhaupt einstellte, weshalb Diabetikern empfohlen wurde, circa eine halbe Stunde vor dem Essen genau zu wissen, wie viele Kohlenhydrate sie zu sich nehmen würden, um entsprechend spritzen zu können. Diese Vorgaben schränkten die Betroffenen in spontanen Entscheidungen, bei Einladungen zum Essen und im Restaurant merklich ein, wenn sie sich an ihre Therapievorgaben halten wollten. Zudem haben die normalen Humaninsuline eine relativ andauernde Wirkdauer, bis zu über drei Stunden. Daher war es geboten, nur langsam auf den Blutzucker wirkende – komplexe – Kohlenhydrate zu essen. Auch die Wirkungsweise der humanen Basalinsuline hatte ihre Tücken. Diese werden mit einer etwaigen Hauptwirkungsdauer von 12 Stunden morgens und abends zu festen Zeiten injiziert. Ausschlafen stellte sich dabei als schwirig dar. Zudem hatten selbst diese verzögert wirkenden Insuline sogenannte »Wirkspitzen« – Zeiten, zu denen die Betroffenen dann gegebenenfalls essen mussten, um Unterzuckerungen durch zu viel Insulin vorzubeugen. Der Tagesablauf eines ordentlich eingestellten insulinpflichtigen Diabetikers war dadurch sehr strikt vorgegeben, wollte er Blutzuckerspitzen oder Unterzuckerungen vermeiden.

Heute sieht das glücklicherweise ganz anders aus. Genetisch hergestellte Analoginsuline (auch Insulinanaloga genannt) ermöglichen ein flexibles Leben. Sie können je nach Herstellung sowohl eine viel kürzere als auch eine viel längere und ausgeglichenere Wirkdauer haben als die Humaninsuline. Während früher nur die normalen Humaninsuline verfügbar waren und länger brauchten, bis sie wirkten und zudem länger nachwirkten, können Analoginsuline bereits nach wenigen Minuten sowie kürzer anhaltend wirken, wobei die persönlichen Erfahrungswerte auch zeigen, dass es 15 bis 30 Minuten dauern kann, bis eine Wirkung eintritt (die dann jedoch kurzfristiger und stärker erfolgt als bei den normalen Humaninsulinen). Durch diese Eigenschaften kann man Analoginsuline unter Beachtung der dazukommenden Wirkungsdauer der Nahrungsmittel bei normalem Ausgangswert des Blutzuckers meist direkt zum Essen spritzen. Die Lebensqualität und Flexibilität insulinpflichtiger Typ-1-Diabetiker wird außerdem durch die nur kurz anhaltende Wirkung der normalen Insulinanaloga verbessert, da Unterzuckerungen besser vermieden werden können, selbst wenn kurzkettige Kohlenhydrate verzehrt werden.

Insulinanaloga mit Depotwirkung (Langzeitinsuline bzw. Basalinsuline) können je nach injizierter Menge eine Wirkungskurve von bis zu 48 Stunden haben und machen das Leben eines Menschen mit Typ-1-Diabetes ebenfalls leichter. Sie wirken wesentlich ausgeglichener und Wirkspitzen, wie früher bei basalen Humaninsulinen, fallen wesentlich geringer aus.

Träger von Insulinpumpen müssen sich viele Fragen zur Uhrzeit für Injektionen erst gar nicht stellen, denn die Insulingaben können hier voreingestellt werden. Mithilfe eines Gerätes kann man Informationen zur Kohlenhydrataufnahme eingeben und die Pumpe gibt bedarfsgerecht Insulin ab.

Die heutzutage gängigen Insulinanaloga müssen nicht in jedem Fall das Mittel der ersten Wahl sein. Die klassischen Humaninsuline sind immer noch erhältlich und werden je nach Therapieziel weiterhin eingesetzt. Es besteht so im Gegensatz zu früher eine größere Behandlungsflexibilität, die an die individuellen Bedürfnisse und Therapieziele Betroffener angepasst werden kann.

Kurzum, die heutigen Messinstrumente sowie die Insuline ermöglichen es einem Typ-1-Diabetiker, mit Wissen um seine Krankheit, ein fast oder ganz normales Leben zu führen – je nach persönlichem Empfinden. Viele Menschen mit Typ-1-Diabetes sind heute im Leistungssport aktiv, wie zum Beispiel der Olympiasieger im Gewichtheben Matthias Steiner oder die sechsfache Weltmeisterin im Kickboxen Anja Renfordt sowie der Sprinter Daniel Schnelting. Auch Berufswünsche mit Verantwortung für die Sicherheit anderer Menschen sind heutzutage bei Diabetes nicht mehr ausgeschlossen: »Angesichts der verlässlichen Einstellungsmöglichkeiten können in Österreich unter bestimmten Voraussetzungen Typ-1-Diabetiker jetzt auch als Piloten für Linienflüge zugelassen werden. Wir haben eine flächendeckende Versorgung mit Sensor-Glukosemesssystemen. Diese können in Österreich problemlos allen Patienten mit Typ-1 verschrieben werden«, berichtet Dr. Gerd Köhler, Oberarzt der klinischen Abteilung für Endokrinologie und Diabetologie der Universität Graz. Früher war so eine Berufswahl für Menschen mit Diabetes kaum denkbar.

Anders als beim Typ-2-Diabetes ist der Typ-1-Diabetes kein verhaltensinduzierter Diabetes-Typ. Bei der Entstehung können neben der Veranlagungen unter anderem Stress und eventuelle Viruserkrankungen eine Rolle spielen, durch die die Autoimmunreaktion ausgelöst werden kann. Eindeutig geklärt sind die Ursachen bis dato nicht.

Prädiabetes – Insulinresistenz

Insulinresistenz beschreibt eine verringerte Sensitivität der Zellen, auf Insulin zu reagieren. Dies betrifft vor allem Muskel- und Fettzellen, die Leber sowie das zentrale Nervensystem. Viele Zellen benötigen Insulin, um Glukose aufzunehmen. Auf den entsprechenden Zelloberflächen befindet sich ein Rezeptor-Protein zur Erkennung des Insulins, das dieses binden kann. Ist eine solche Insulinbindung erfolgt, signalisiert dies dem Glukosetransporter der Zelle, über die Zelloberfläche Glukose aufzunehmen und in die Zelle zu schleusen.

Bei einer Insulinresistenz sind diese Prozesse gestört, es bedarf einer individuell höheren Konzentration von Insulin im Blut, damit Glukose in die Zelle eingeschleust werden kann. Liegt eine Insulinresistenz vor, verbleiben die mithilfe des Insulinsignals in die Zellen zu transportierende Glukose und das Insulin im Blut. Für den Körper bleibt die Information eines zu hohen Blutzuckers bestehen und die Bauchspeicheldrüse produziert weiter Insulin.

Je ausgeprägter die Insulinresistenz, desto mehr Insulin wird benötigt, um die Glukose in die Zellen zu transportieren. »Je nach Intensität der Insulinresistenz kann es vorkommen, dass ein insulinresistenter Mensch nach einer zuckerreichen Mahlzeit einen bis zu 15-mal höheren Insulinspiegel aufweist als jemand mit normaler Insulinsensitivität«, berichtet Prof. Dr. Worm.

Eine solche Zahl verdeutlicht, welche Anstrengungen die Bauchspeicheldrüse vornehmen muss, um den Kohlenhydratstoffwechsel bei einer Insulinresistenz zu gewährleisten. Kein Wunder, dass die Bauchspeicheldrüse bei einer anhaltenden Insulinresistenz zunehmend erschöpft ist und der Aufgabe der Insulinproduktion irgendwann nicht mehr ausreichend bis gar nicht mehr nachkommen kann. Die Folge: Die Blutzuckerwerte erhöhen sich und Typ-2-Diabetes wird diagnostiziert. Daher wird eine anhaltende Insulinresistenz oftmals auch Prädiabetes genannt, denn wird das Problem nicht behoben, entsteht in den meisten Fällen ein Typ-2-Diabetes.

Der medizinischen Definition nach liegt ein Prädiabetes vor, wenn die Blutzuckerwerte nüchtern zwischen 100 und 125 mg/dl liegen und wenn nach einem Glukosetoleranztest (zwei Stunden nach Gabe von Glukose wird der Blutzucker gemessen) der Blutzuckerwert zwischen 140 und 199 mg/dl liegt. Ein HbA_{1c}-Wert (Langzeitblutzuckerwert) zwischen 5,7 und 6,4 Prozent gilt ebenfalls als Indiz für Prädiabetes. Genauer gesagt ist eine anhaltende Insulinresistenz bis zu diesen Messwerten noch kein Prädiabetes, aber in sehr vielen Fällen der Vorläufer.

Man geht nach gegenwärtigem Kenntnisstand davon aus, dass zwischen dem Auftreten einer anhaltenden Insulinresistenz und einem hohen Blutzuckerspiegel mehrere Jahre bis hin zu Jahrzehnten vergehen können. Das Fatale: Betroffene bemerken eine Insulinresistenz und die Anfänge einer Typ-2-Diabetes-Erkrankung oft nicht, doch es kommt bereits zu Beeinträchtigungen der Organe und Nerven. So weisen zum Zeitpunkt der Diagnose eines Typ-2-Diabetes bis zu 40 Prozent der Patienten bereits Folgeschäden auf.

Unterstützt wird dies durch die häufigen Begleiter einer Insulinresistenz, wie etwa das Übergewicht. Eine Insulinresistenz erhöht nämlich nicht nur das Risiko für Typ-2-Diabetes, sondern unter anderem auch für Bluthochdruck, Herz-Kreislauf-Erkrankungen, Fettstoffwechselstörungen und Übergewicht, zusammengenommen auch als das »Metabolische Syndrom« bekannt.

Ursachen der Insulinresistenz

Die Entwicklung einer Insulinresistenz und in weiterer Folge einer Typ-2-Diabetes-Erkrankung wird durch erbliche Faktoren begünstigt. Bei Insulinresistenz handelt sich jedoch auch um eine stark verhaltensbedingte Reaktion des Körpers auf Fehlernährung und Bewegungsmangel. Dies zeigt die immense Zunahme von Insulinresistenz und ihrer Folge- sowie Begleiterscheinungen bei immer jüngeren Betroffenen. Auch Stress zählt zu den Mitverursachern einer Insulinresistenz.

Dass ein Organismus auf »insulinresistent« umschalten kann, ist per se erst einmal nicht schlecht, sondern in manchen Situationen sogar überlebensnotwendig. So können in Notsituationen, wie bei einem schweren Unfall, die Körperzellen auf insulinresistent schalten, um die in dieser Situation dringend notwendige einwandfreie Funktionstüchtigkeit des Gehirns zu gewährleisten. Das Gehirn setzt seinen »Anspruch« auf Energie in Form einer Insulinresistenz der anderen Zellen damit zunächst einmal durch. Prof. Dr. Worm sagt über die Insulinresistenz, dass diese auch beim Fasten oder einer sehr kohlenhydratarmen Ernährung sowie in der Schwangerschaft vorkommen kann: »Bei Letzterem geht es darum, das ungeborene Kind in jedem Falle ausreichend versorgen zu können.«

Im Prinzip ist eine Insulinresistenz nichts Schlimmes, sondern ein normaler Prozess, um bei einem akuten Energiemangel auf andere Energielieferanten als Glukose zurückgreifen zu können. Außerdem tritt eine Insulinresistenz auf, wenn sich die Zellen vor energetischer Überversorgung schützen müssen, was bei einer kohlenhydratreichen Ernährung bei geringem Energieverbrauch aufgrund von Bewegungsmangel schnell der Fall ist.

Problematisch wird eine Insulinresistenz, wenn gleichzeitig ein Überschuss von Glukose vorliegt. Durch die Insulinresistenz kann diese nicht gänzlich in die Muskelzellen und Leber transferiert werden, daher wird die überschüssige Energie in den Fettzellen abgelagert, wo sie zu Körperfett umgewandelt wird. Durch den Insulinüberschuss im Blut wird dieser Prozess begünstigt. Wir erinnern uns, dass Insulin als anaboles Hormon nicht nur die Energieeinschleusung in Muskelzellen und zur Leber ermöglicht, sondern auch in die Fettzellen.

»Die bittere Folge für den Körper«, konstatiert Prof. Dr. Worm, »ist, dass sich Fettzellen bei solchen Prozessen rasch entzünden. Dies geschieht, wenn einzelne Fettzellen durch den Energieüberschuss zu groß werden. Diese übergroßen Fettzellen werden schlechter mit Blut, Sauerstoff und Nährstoffen versorgt. In dieser Notsituation geben sie Botenstoffe ab, die zu Entzündungsreaktionen im Fettgewebe führen.« Entzündungsreaktionen sind in akuten Situationen wichtige und sinnvolle Reaktionen des Körpers auf Verletzungen oder Funktionseinschränkungen, denn eine Entzündung regt die Durchblutung und Nährstoffversorgung eines Körperareals an, um dieses zu heilen.

»Problematisch werden Entzündungen jedoch, wenn sie chronisch sind und fortwährend auftreten. Im Falle der entzündeten Fettzellen werden diese zudem auch im Entzündungsverlauf zunehmend insulinresistent – ein Teufelskreis. Der Mensch leidet in Folge einer Insulinresistenz an einer Kohlenhydrat- und nicht selten auch bald an einer Fettstoffwechselstörung. Es gibt Menschen, deren Körper rasch neue Fettzellen bilden kann, hier kommt es nicht so schnell zu diesen entzündlichen Prozessen«, erklärt Dr. Worm.

»Circa 80 Prozent aller neu diagnostizierten Typ-2-Diabetiker sind übergewichtig und haben eine Insulinresistenz. Bei denen, die auf den ersten Blick nicht übergewichtig sind, liegt nicht selten eine Organverfettung vor. So ist die Fettleber, die immer häufiger nicht durch Alkoholmissbrauch, sondern durch Fehlernährung entsteht, eine häufige Vor- und Begleiterscheinung einer Typ-2-Diabetes-Erkrankung«, weiß Dr. Riedl aus seiner Behandlungspraxis. »Außerdem ist Übergewicht sehr relativ, denn ein Mensch, der eine kaum ausgebildete Muskulatur hat, kann zwar relativ wenig wiegen, aber dennoch zu viel Körperfett haben. Daher sind einfache Waagen nicht immer der richtige Ratgeber, um herauszufinden, ob ein Mensch ein für ihn gesundes Gewicht hat. Es kommt vielmehr darauf an, was das Gewicht an welchen Körperstellen ausmacht« (mehr ab Seite 59).

Typ-2-Diabetes

Der früher oft als »Altersdiabetes« bezeichnete, mit Abstand verbreitetste Diabetes-Typ, ist heute bei Weitem kein Diabetes mehr, der nur im Alter auftritt. Typ-2-Diabetes ist eine Zivilisationskrankheit und tritt vor allem bei übergewichtigen Menschen auch schon in jungen Jahren auf – mittlerweile auch bei Kindern. Neben der genetischen Veranlagung sind es vor allem Fehl- und Überernährung sowie Bewegungsmangel, die das Entstehen von Typ-2-Diabetes begünstigen.

Komplett anders als bei Typ-1-Diabetes wird bei Typ-2-Diabetes zunächst viel Insulin produziert, es kann nur von den Zellrezeptoren nicht richtig weitergeleitet und verarbeitet werden. Vor dem Auftreten des Typ-2-Diabetes liegt eine *Insulinresistenz* vor. Diese entsteht unter anderem dadurch, dass über einen längeren Zeitraum sehr viel Insulin produziert und verarbeitet werden musste – und zwar auch durch eine kohlenhydratreiche Kost bei inaktivem Lebensstil. Häufig leiden Typ-2-Diabetiker an einer Fettstoffwechselstörung, die den Krankheitsverlauf negativ beeinflusst. Zudem kann der Typ-2-Diabetes, anders als der Typ-1, lange unbemerkt bleiben, da in den meisten Fällen noch zu einem gewissen Prozentsatz Insulin für den Zuckerabbau zur Verfügung steht. Die Folgen sind lange Zeit hohe Blutzuckerwerte bei ungesundem Lebensstil, Bewegungsmangel und Übergewicht. Dies wiederum kann rasch zu Folgeerkrankungen führen, die es zu vermeiden gilt.

Die Therapie des Typ-2-Diabetes geht zunächst mit einer Änderung des Lebensstils einher, es wird zudem oft rasch medikamentös behandelt. Je nach Schweregrad können auch Insulininjektionen erfolgen. Das Problem einiger Diabetes-Medikamente und auch von Insulininjektionen ist die Förderung einer weiteren Gewichtszunahme, die den Krankheitsverlauf wiederum negativ beeinflusst. Je eher daher auf solche Einnahmen verzichtet werden kann, desto günstiger ist dies in den meisten Fällen für den Krankheitsverlauf. Es ist in vielen Fällen möglich, Typ-2-Diabetes auch nur mit einer Diät in den Griff zu bekommen und sogar zu heilen, sprich sämtliche Symptome zu beseitigen (mehr ab Seite 112). Welche Fakten und Erkenntnisse diese Möglichkeiten begründen und wie man dies bewerkstelligen kann, ist eines der zentralen Themen von *Diabetes ist heilbar*.

Typ-3-Diabetes

Hierzu zählt zum Beispiel der MODY-Diabetes, bei dem ein genetischer Defekt vorliegt, der die Funktion der Beta-Zellen negativ beeinflusst. Ebenso können im Einzelfall Erkrankungen der Bauchspeicheldrüse oder Krebs sowie lange Kortisoneinnahmen zu Diabetes führen. Dies sind nur einige der seltenen Untertypen, die zu Typ-3-Diabetes zusammengefasst werden.

Betroffene, die unter selteneren Formen wie MODY-Diabetes leiden, werden nicht selten zu einem der anderen Diabetes-Typen gezählt, was den Behandlungserfolg sehr beeinträchtigen kann. Interessant ist, dass Erfahrungen und Erkenntnisse zeigen, dass auch z. B. bei MODY eine angepasste Ernährung einen Verzicht auf Medikamente ermöglichen kann. Dr. Oliver Schubert, niedergelassener Diabetologe aus Buxtehude weiß aus eigener Behandlungspraxis: »Eine kohlenhydratarme Ernährung konnte einer meiner MODY-Patientinnen dabei helfen, komplett auf Diabetes-Medikamente zu verzichten.«

Typ-4-Diabetes

Der sogenannte Gestationsdiabetes ist ein während der Schwangerschaft neu auftretender Diabetes, der immerhin bis zu fünf Prozent aller Schwangeren betrifft und nach der Entbindung für gewöhnlich wieder verschwindet. Eine erhöhte Neigung dazu, später Typ-2-Diabetes zu entwickeln bleibt jedoch bestehen. Da für den Embryo durch die dauerhaft erhöhten Blutzuckerwerte der Mutter Risiken entstehen, empfiehlt die Deutsche Diabetes Gesellschaft (DDG) ein Diabetes-Screening zwischen der 24. und 28. Schwangerschaftswoche. Hierbei handelt es sich um eine Kassenleistung, die werdenden Müttern uneingeschränkt empfohlen werden kann.

Symptome, die Hinweis auf Diabetes geben

Insbesondere bei Typ-2-Diabetes besteht die Gefahr, dass er lange Zeit nicht erkannt wird. Während bei dem Typ-1 die Blutzuckerwerte recht rasch ansteigen und durch eindeutige Symptome oft schnell eine Aufschluss gebende Blutuntersuchung erfolgt, wird diese bei Menschen mit Typ-2-Diabetes nicht selten erst längere Zeit nach Entstehen der Erkrankung vorgenommen. Gerade Menschen mit erhöhtem Typ-2-Diabetes-Risiko (z. B. aufgrund von Übergewicht oder erblicher Vorbelastung) sollten daher besonders auf die Symptome ihres Körpers achten. Neben regelmäßigen Untersuchungen bei einem Arzt, kann man auch selbst Hinweise auf Diabetes finden. Symptome können unter anderem sein:

- → vermehrter Durst und Harndrang
- → Abgeschlagenheit und Erschöpfung
- → unerklärliche Gewichtszunahme
- → unerklärlicher Gewichtsverlust
- → Atem riecht nach Aceton
- → Sodbrennen
- → Erbrechen
- → Hyperventilation

Der letzte Punkt ist folgendermaßen zu erklären: Sind die Blutzuckerwerte sehr stark erhöht, kann es zur Hyperventilation kommen, da der Körper das Sauerstoffdefizit im Blut auszugleichen versucht, das durch hohe Blutzuckerwerte entsteht. Es kann bei sehr hohen Werten auch zu Erbrechen und sogar Halluzinationen kommen.

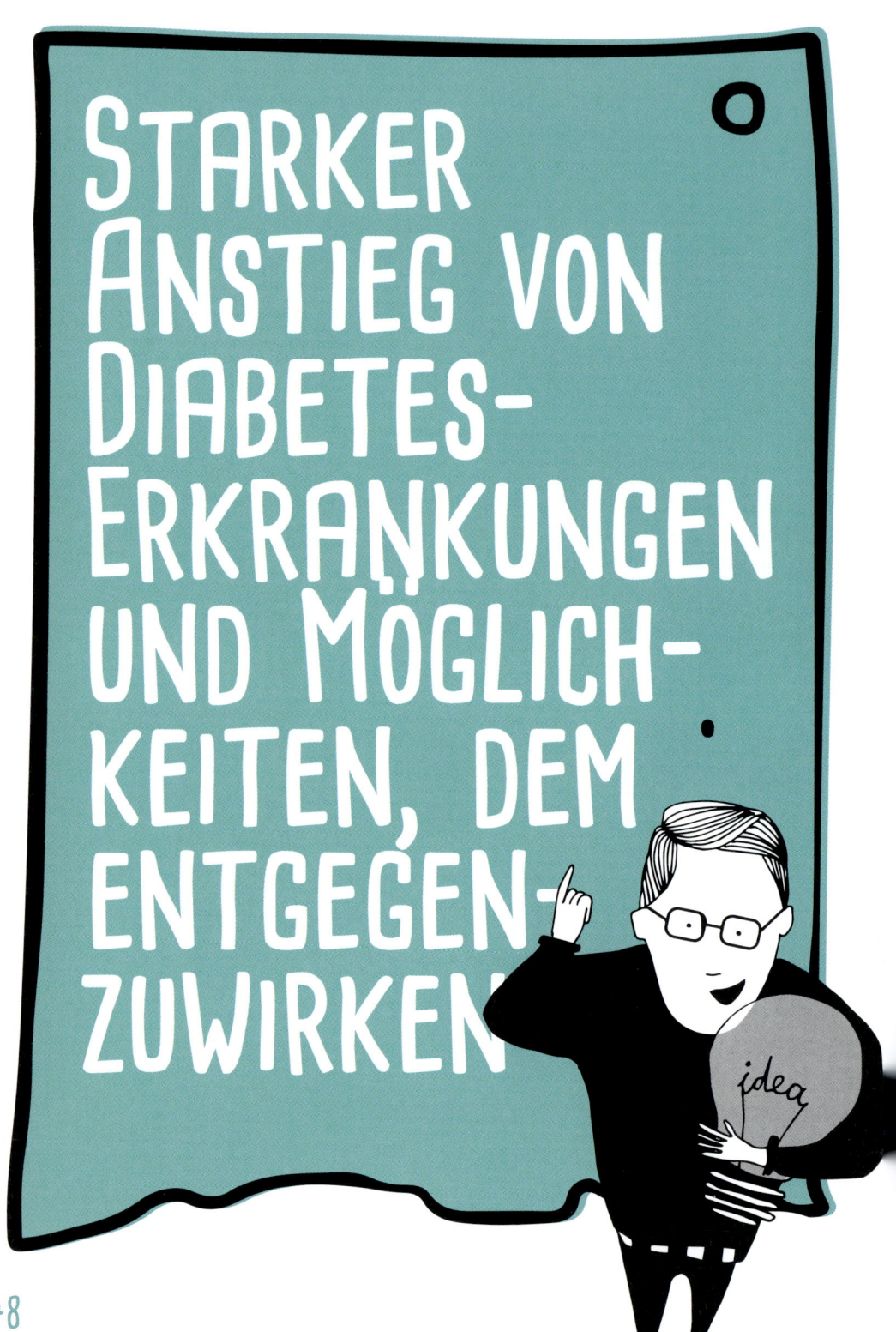

In diesem Kapitel erfahren Sie vor allem:

- wie die Gegebenheiten unserer heutigen Gesellschaft Typ-2-Diabetes fördern
- mehr über die Wirkungen von Zucker (Faktencheck Zucker)
- gesellschaftspolitische Möglichkeiten, ungesunden und den Diabetes fördernden Entwicklungen entgegenzuwirken
- mehr zu Übergewicht und woran Sie erkennen können, wenn Übergewicht ungesund wird

Gehört haben es die meisten Menschen mit Diabetes des Typs 2 von ihren Ärzten und gelesen haben es noch viel mehr von uns: Der Lebensstil in unserer heutigen Überflussgesellschaft ist der entscheidende Faktor bei der Entstehung einer Typ-2-Diabetes-Erkrankung. Doch was heißt das genau? Sind die Betroffenen also selbst daran Schuld, erkrankt zu sein, da sie sich zu wenig bewegt und zu viel gegessen haben?

Verantwortung der Nahrungsmittelindustrie

Das ist nur ein Teil des Wahrheit, denn verheerend für unser aller Gesundheit sind eine ganze Reihe von Aspekten, die das heutige Angebot von Lebensmitteln kennzeichnen. Wer nicht Experte in den Bereichen Inhaltsstoffe und Nährwerte ist, hat es erst einmal schwer, die besonders ungesunden Nahrungsmittel ausfindig zu machen. Besonders perfide beim Angebot verarbeiteter Nahrungsmittel sind die vermittelten Werbeversprechen. Diese lauten zum Teil bei den dicksten Zuckerbomben »lecker leicht«, »hat viele Vitamine« oder »mit viel Milch« und suggerieren dadurch, es handele sich um ein gesundes und zuckerarmes Nahrungsmittel.

Außerdem setzt die Nahrungsmittelindustrie durch das Beigeben bestimmter Inhaltsstoffe auf unsere Instinkte, die in unseren genetischen Code einprogrammiert sind und uns über das Gehirn bei bestimmten Geschmäckern vermitteln: »Davon bitte mehr!« Und das gilt vor allem für Süßes. Das Angebot an zuckerhaltigen Nahrungsmitteln hat dabei in den letzten Jahrzehnten um ein Vielfaches zugenommen. So haben unsere Vorfahren im 19. Jahrhundert im Durchschnitt ein bis zwei Kilogramm Zucker pro Person im Jahr verzehrt, heute sind es etwa 35 Kilogramm und mehr pro Person jährlich in unserer westlichen Welt. Das sind etwa 100 Gramm Zucker pro Tag. Solche Zahlen zeigen die Brisanz des Themas. Süßigkeiten sind keine Besonderheit mehr, sondern Alltagsnahrungsmittel geworden.

Dr. Riedl erkennt genau hierin eines der entscheidenden Probleme unserer Ernährung: »Das Problem ist, dass das Geschmackserleben beeinflusst wird, welches wiederum die Ernährungspräferenzen beeinflusst. Sprich, wenn wir viel Süßes gewöhnt sind, greifen wir vermutlich auch eher zu zuckerhaltigen Nahrungsmitteln. Es dauert maximal einen Monat, in dem Sie Ihren süßen Konsum einschränken, und Sie werden sehen, dass Sie viel weniger Süßstoff, Zucker oder Honig brauchen, um Ihre Speisen als süß und schmackhaft zu empfinden.«

Doch es geht nicht nur um offensichtliche Zuckerbomben wie Schokolade und Fruchtgummi. Zucker befindet sich mittlerweile in einem Großteil verarbeiteter Nahrungsmittel – auch in herzhaften Nahrungsmitteln. Wer sich die Rückseite einer Würzmischung für Saucen oder anderer verarbeiteter Nahrungsmittel durchliest, von Chips über Wurstwaren bis hin zu kompletten Menüs, wird feststellen: Fast überall sind Zuckerzugaben zu finden. Meist sind diese an der Endung »-ose« zu erkennen, zum Beispiel Sacharose oder Glukose. Zucker ist wie Fett und Salz ein »Geschmacksintensivierer« und unser Gehirn spricht auf diese Geschmacksreize an, es möchte mehr davon. So findet man in den meisten verarbeiteten Nahrungsmitteln neben dem Zucker auch Salz und Fett.

Der Gründer und Präsident des »World Health Summit« (Weltgesundheitsgipfel) Prof. Dr. Detlev Ganten führt aus, dass es unsere Physiologie ist, die genau darauf anspricht: »Ich betrachte die Evolution auch aus dem Blickwinkel ihres Nutzens für uns heute und da ist es besonders wichtig, sich eines klar zu machen: Unsere Physiologie, unser evolutionärer Drang ist es, Reserven anzulegen für Notzeiten, die in der Vergangenheit der Normalfall waren, damit wir uns reproduzieren und überleben konnten. Daher haben wir evolutionär Verhaltensweisen ‚ererbt', die den Verzehr von Süßem, Fettem und Salzigem angenehm empfinden lassen und die vom Körper als positiv bewertet werden.

Süßes und Zucker werden als kurzfristig energiegebende Nahrungsmittel angenehm empfunden und Gleiches gilt für Fett als langfristig die Reserven füllendes Lebensmittel. Da unser Körper zu ca. 80 Prozent aus Wasser besteht und Salz braucht, um das Wasser speichern zu können und so Blutdruck und weitere wichtige Funktionen stabil zu halten, ‚mag' unser Körper süß, fett und salzig.

In den meisten hergestellten Nahrungsmitteln, wie etwa einer süßen Rosinenschnecke aus der Bäckerei, steckt alles drin: Süßes, Fettiges und auch das Salz, was viele weder schmecken noch wissen. Unser Körper denkt beim Verzehr, aufgrund der alten evolutionären Erfahrungen, das tut uns gut, und verlangt daher nach mehr.«[7]

Die vielen versteckten Zucker erschweren es den meisten Menschen, eine gesunde Ernährung zu realisieren. Nicht jeder kann ein ganzes Ökotrophologiestudium absolvieren oder sich detailliert mit jedem Lebensmittel beschäftigen. Zudem liegt nicht immer eine Verpackung mit Nährwertinformationen vor, wenn uns etwas zu essen angeboten wird. Mittagessen in Kantinen, Imbisse auf dem Weg zum nächsten Termin oder beim Shoppen in der Stadt, hier lauern oft versteckte Zucker in den Nahrungsmitteln, die wir nicht nur auf den ersten Blick, sondern auch auf den zweiten Biss nicht für süß halten.

---

[7] Aus einem Interview von Svea Golinske mit Prof. Dr. Detlev Ganten im Jahr 2015 für die Zeitschrift »Naturwissen - was ist die natürliche Ernährung«

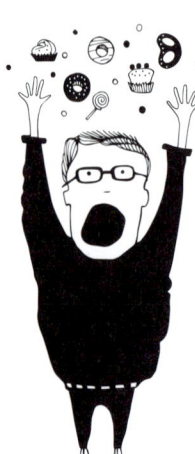

Faktencheck Zucker

Zucker ist nicht nur Energie, er hat auch andere Wirkungen, die erklären, warum die meisten Menschen ihn so unwiderstehlich finden.

»Ich will mehr« – Zucker wirkt wie eine Droge auf unser Gehirn

Zucker macht süchtig. Studien belegen, dass schon ein wenig Zuckerkonsum nach mehr verlangen lässt, und zwar nicht nur im unmittelbaren Moment des Zuckerverzehrs, sondern auch mittelfristig. Das bedeutet, isst man zum Beispiel ein Stück Kuchen und das auch nur zweimal pro Woche, so wird sich mit hoher Wahrscheinlichkeit ein tägliches Verlangen nach Kuchen oder anderem Süßen einstellen.

Menschen, die mehrere Wochen auf Zucker verzichten, haben nach einer ersten schweren Anlaufphase später weniger Probleme mit dem Zuckerverzicht. Das hängt auch damit zusammen, dass im Gehirn durch Zuckerkonsum dieselbe Region wie bei Rauschmitteln angesprochen wird. Zucker wird nicht umsonst auch als Droge bezeichnet. Wie bei anderen Drogen auch, kann sein Missbrauch schwere gesundheitliche Folgen haben.

Studien haben zeigen können, dass übergewichtige Menschen anders auf Bilder mit süßen Nahrungsmitteln reagieren. Eine gleichzeitige Aufzeichnung von Hirnaktivitäten beim Betrachten dieser Bilder zeigte, dass das Belohnungssystem im Gehirn der Übergewichtigen aktiviert wurde. Bei dieser Aktivierung wird der Botenstoff Dopamin ausgeschüttet, der für eine erhöhte Aufmerksamkeit sorgt und positive Erwartungen fördert.

Die Forscher gehen jedoch noch weiter. So fanden amerikanische Wissenschaftler heraus, dass Zucker nicht nur das Belohnungszentrum, sondern auch das Stresssystem und Vorderhirn beeinflusst. Hier werden unter anderem körpereigene Opioide ausgestoßen, die beruhigend, schmerzlindernd und euphorisierend wirken können. Diese Bereiche werden auch bei Drogenkonsum stimuliert. Die Gefahr einer Sucht beginnt deshalb auch hier. So entstehen Assoziationen von positiven Gefühlen wie Belohnung, Wohlbefinden und Glück mit dem Zuckerkonsum und das Widerstehen fällt schwer, wie bei anderen Abhängigkeiten auch.

Doch während man beim Konsum von Alkohol schnell eine Wirkung bemerkt, auf Zigarettenpackungen Warnhinweise stehen und andere Drogen gar gänzlich verboten sind, gibt es bei Zuckerprodukten keinerlei Warnhinweise. Zwar wird Zucker mittlerweile von vielen Experten kritisiert, dem folgen aber gesellschafts- und gesundheitspolitisch keine Taten, zum Beispiel in Form eines Warnhinweises oder einer Zuckersteuer. Die Nahrungsmittelindustrie mit ihrem zuckerreichen Angebot tut ihr Übriges. In der Vergangenheit wurde Zucker sogar groteskerweise als Schlankmacher angepriesen. So gab es in den 1950er Jahren einen Werbefilm,[8] der mit der positiven Wirkung von Zucker für eine schlanke Linie warb: »Ach, wie wär das Leben hässlich, gäb es keinen Zucker mehr, so ein hübsches, junges Mädchen wäre dicklich, rund und schwer. Zucker zaubert – Ihre Linie bleibt so schlank wie eine Pinie«. Aus heutiger Sicht eine völlig absurde Information, kurz gesagt: eindeutige »Fake News«!

Zucker schadet der Gesundheit und fördert die Entstehung von Typ-2-Diabetes

Führen wir unserem Körper hohe Mengen an wenig komplexen Kohlenhydraten, zum Beispiel in Form von Haushaltszucker oder Sirups zu, hat unser Körper rasch eine Überversorgung an Zucker. Da diese Zuckerformen in Kuchen, Süßigkeiten, Knabberkram, Fertiggerichten, Saucen, Ketchup, Cola, Limonade, einigen Brotsorten und vielen weiteren verarbeiteten Nahrungsmitteln enthalten sind, ist fast jeder Deutsche deutlich mit Zucker überversorgt. Die Folge: Unser Körper reagiert, sorgt für schlechte Zeiten vor und lagert die Energie

---

8 https://www.youtube.com/watch?v=Crriq5jDDJA

in den Fettzellen ein, wir nehmen zu. Doch nicht nur das, der Körper muss eine große Menge Insulin produzieren, um den Zucker zu verstoffwechseln. Insbesondere in Kombination mit Übergewicht und weiteren ernährungsbedingten Erkrankungen, wie z. B. der nicht-alkoholischen Fettleber, wird die Entstehung von Typ-2-Diabetes so maßgeblich gefördert.

Der anhaltend hohe Zuckerkonsum und die damit verbunden hohe Insulinproduktion führen zu einer Überversorgung mit Energie und in Folge zu einer Insulinresistenz. Bestenfalls genügt eine Diät, nicht selten aber werden Medikamente bis hin zu Insulininjektionen nötig, um den durch die Resistenz und die früher oder später erschöpfte Bauchspeicheldrüse erhöhten Blutzucker wieder zu normalisieren – dies insbesondere, wenn die zuckerreiche Ernährung fortgesetzt wird. Studien und Erfahrungswerte von Betroffenen und Experten zeigen, dass die Insulinresistenz sowie Typ-2-Diabetes-Erkrankungen jedoch erfreulicherweise in vielen Fällen umkehrbar sind, wenn man seine Ernährung und seinen Lebensstil entscheidend ändert (mehr ab Seite 110).

Prävention von übermäßigem Zuckerverzehr – eine politische Aufgabe?

Zucker versteckt sich mittlerweile in vielen Nahrungsmitteln, von Chips über Soßen und Fleischmarinaden bis hin zu Fruchtsäften, Eistee und dem als besonders gesund geltenden Müsli. Wer auf die Verpackung schaut und sich auskennt, kann den beigefügten Zuckeranteil zwar erkennen, jedoch werden die Angaben von vielen Menschen nicht interpretiert. Eine Nährwertinformation auf der Rückseite der Verpackung hat etwas von dem Kleingedruckten, das man gerne den Experten überlässt. Vorne drauf – und nur diese Information kommt bei den meisten Menschen an – steht hingegen etwas gesund Klingendes wie »so schön lecker leicht«. Hier ist Aufklärung angesagt!

Unumstritten ist, dass die hohen Zuckermengen, die eine Vielzahl unserer Gesellschaftsmitglieder zu sich nehmen, den meisten von ihnen, wenn nicht gar allen, gesundheitlich schaden. Welche Möglichkeiten aber gibt es, diesen Schaden zu verringern, beziehungsweise den Menschen so viel Wissen wie möglich zu vermitteln, um selbst entscheiden zu können, ob und was eine »Sünde« wert ist?

Im Ausland gibt es bereits Kennzeichnungen auf Nahrungsmitteln hinsichtlich ihres Gesundheitswertes, und zwar nicht nur dann, wenn sie besonders gesund sind, sondern auch, wenn ein vermehrter Verzehr des Nahrungsmittels gesundheitlich kritisch zu betrachten ist. Mit Ampelfarben auf sogenannten »Nährwert-Ampeln« können die Verbraucher einfach erkennen, wie gesund der »leichte Snack« wirklich ist. In Europa gibt es dieses Nährwert-Ampelsystem nur vereinzelt.

Eine einheitliche Vorgabe hierzu wurde bereits 2010 auf EU-Ebene geblockt. Ursächlich hierfür war auch die Kritik, dass die Angaben für Verbraucher nicht klar zuordenbar sind und womöglich gesunde Ernährungsformen als ungesund betrachtet werden könnten. So könnte eine Ernährung mit viel Olivenöl gemäß des heutigen Ernährungs-Mainstreams mit Rot markiert sein, da sie als zu fettreich und somit ungesund eingestuft wird, was sie jedoch besonders im Hinblick auf Olivenöl keinesfalls ist, im Gegenteil (siehe auch Seite 97). Entscheidend für eine richtige Bewertung der Nahrungsmittel von offizieller Seite ist daher, dass die zugrunde liegenden Annahmen eines solchen Bewertungssystems auch fundiert, evidenzbasiert und aktuell sind. Wie die Recherchen für *Diabetes ist heilbar* zeigten, ist das, was Menschen heute als gesund und ungesund vermittelt wird, von verschiedenen Seiten umstritten. Hinsichtlich Lebensmitteln, die sehr reich an Haushaltszucker sind, gibt es allerdings so gut wie keine Unstimmigkeiten mehr, sie könnten also durchaus als entsprechend ungesund auf Nahrungsmittelverpackungen markiert werden.

In scheinbar weiter Ferne, aber effektiv könnte als Hemmnis für den übermäßigen Verzehr sehr zuckerhaltiger Lebensmittel sein, die Mehrwertsteuer für diese anzuheben. Dasselbe könnte für weitere Nahrungsmittel gelten, die sich als definitiv schädlich erwiesen haben.

Dänemark hat hier bereits eine Vorreiterstellung eingenommen und im Jahr 2011 eine Steuer auf Nahrungsmittel, die reich an gesättigten Fettsäuren sind, erhoben. Diese wurde jedoch 2013 wieder abgeschafft. Eine geplante Zuckersteuer wurde auch verworfen. Ab Seite 83 wird klar, dass gesättigte Fette vielleicht nicht unbedingt in rauen Mengen genossen werden sollten, aber im Vergleich zur Schädlichkeit eines hohen Zuckerkonsums weitaus weniger kritisch zu betrachten sind, von machen Experten sogar als nicht schädlich eingestuft werden.

Anders als beim Zucker gehen die Meinungen über die Schädlichkeit hier weiter auseinander. Damit sind die gesättigten Fettsäuren zu Unrecht auf der roten Liste auf Platz 1. Eine »Zuckersteuer« wäre als Pilotprojekt auch angesichts der Tatsache, dass Zucker im Gehirn entsprechende Suchtvorgänge auslösen kann, sinnvoller gewesen. Bei einer derartigen Maßnahme könnten im Umkehrschluss gesunde Lebensmittel durch eine niedrige Mehrwertsteuer vergünstigt werden. Die Weltgesundheitsorganisation WHO fordert übrigens mittlerweile eine weltweite Zuckersteuer. Durch die Einnahmen könnten auch laut WHO gesunde Nahrungsmittel subventioniert werden.

Kritiker wenden bei solchen Vorschlägen nicht selten ein, dies sei ein Eingriff in die Entscheidungsfreiheit der Menschen. Tatsache ist aber auch, dass ungesunde, hochkalorisch zuckerhaltige Lebensmittel ohne relevanten Mehrwert für den Körper (z. B. Zuckerbonbons, Fruchtgummi, Milchschokolade, Chips, mit Zucker versetzte Wurstsnacks und stark gesüßte Joghurts) teils zu Spottpreisen angeboten werden, während Gemüse und Fisch teurer zu erstehen sind und von ihnen zudem mehr verzehrt werden muss, um satt zu werden. Dadurch greifen vor allem Menschen mit wenig Ernährungswissen und schmalem Geldbeutel häufiger zu zuckerreichen Nahrungsmitteln, die einer natürlichen Ernährung entgegenstehen und unserer Physiologie absolut nicht entsprechen. Neben der Aufklärung können monetäre Preisanreize für gesunde und sinnvolle Nahrungsmittel ein guter Weg zu mehr Gesundheit in der Bevölkerung sein, der nichts verbietet, jedoch implizit das Gesunde lukrativer macht. Der einzige Mehrwert von günstig erzeugten Lebensmitteln voller leerer Kohlenhydrate sind die vollen Bankkonten der Lebensmittel- und mittelfristig der Pharmaindustrie. Auch die für

Diabetes ist heilbar befragten Experten Prof. Dr. Hauner und Dr. Riedl sehen die Politik in der Pflicht. Dr. Riedl sagt: »Ich behandle seit Jahrzehnten täglich die Opfer der Fehlernährung durch ein ungesundes und irreführendes Nahrungsmittelangebot. Fehlernährung zählt zu den Haupttodesursachen unserer Zeit. Hier sind vorbeugende Handlungsperspektiven absolut geboten.« Prof. Dr. Hauner ergänzt dazu: »Die Folgen und Kosten für die Gemeinschaft, die aus der durch die Nahrungsmittelindustrie provozierte Fehlernährung entstehen, sind immens. Viele industriell hergestellte Lebensmittel begünstigen bei reichlichem Konsum die Entwicklung des Typ-2-Diabetes. Um diese für die Betroffenen und die Gesellschaft unheilvolle Entwicklung zu stoppen, sollten endlich präventive Maßnahmen ergriffen werden. Hier sind Lebensmittelindustrie und vor allem der Lebensmittelhandel gefordert. Auch die Politik muss aktiv werden, um z.B. die Wahl gesünderer Lebensmittel zu erleichtern, etwa durch eine bessere Lebensmittelkennzeichnung mittels eines Ampel-Systems, das in vielen Ländern bereits gesetzlich eingeführt wurde. Das Gesundheitssystem sollte endlich die Bedeutung dieser Ernährungseinflüsse erkennen und eine gute Ernährungsberatung leisten, ohne sofort Medikamente einzusetzen. Dazu gehört aber auch die Eigenverantwortung jedes Einzelnen, der sich um eine gesunde Ernährung und Lebensführung insgesamt bemühen muss.«

Die Zivilisationsgesellschaft: unbewegt, schwer und gestresst

Menschen werden durch die Lebensumstände einer Gesellschaft, in der sie leben, stark beeinflusst. Heutzutage heißt das: Viele Menschen sind nicht nur schwerer, sondern auch schwerfälliger. Dies nicht nur, weil mehr Kalorien durch Zucker und Co. aufgenommen werden, sondern auch, weil wir uns immer weniger bewegen und unser Körper weniger Kalorien verbrennt, als es bei dem meist landwirtschaftlich tätigen Durchschnittsdeutschen noch bis vor 200 Jahren der Fall war.

Morgens ein großes Müsli mit Banane und Milch, mittags ein zünftiges Stück Fleisch mit Schwarte, Kartoffeln und Erbsen, nachmittags Kuchen mit Sahne und abends ein paar dicke Scheiben Landbrot mit Butter – das ist ein Essen für einen körperlich hochaktiven Menschen, der zum Beispiel täglich mehrstündige Feldarbeit leistet. Und selbst bei dem beschriebenen Ernährungsbeispiel wäre die Chance einer Überversorgung noch gegeben.

Wer jedoch primär im Büro sitzt, ist durch solche Essensgewohnheiten definitiv überversorgt und lagert die überschüssige Energie als Körperfett ein. Die Chance, dass der körperlich unaktive Mensch heute sogar noch mehr isst, ist groß, besonders wegen der allgegenwärtigen Verfügbarkeit von Nahrung und vielen Snacks und Knabbereien für zwischendurch, die man fast unbemerkt und oft unbewusst neben der Arbeit vor dem Computer verzehren kann. Prof. Dr. Worm empfiehlt: »Wer traditionell essen möchte, muss auch traditionell leben, also schwer körperlich arbeiten, und zwar fast täglich und möglichst draußen an der frischen Luft.« Ein Mensch, der vorrangig sitzende oder kaum körperlich aktive Tätigkeiten ausführt, gerät durch eine traditionelle Ernährung in die Kohlenhydratfalle und läuft Gefahr, an Ziviliationskrankheiten wie etwa Typ-2-Diabetes zu erkranken.

Zur Unbeweglichkeit, die heute bei vielen Jobs und auch bei immer mehr Freizeitaktivitäten wie Fernsehen schauen, im Internet surfen oder Computerspielen vorherrscht, kommt das steigende Stresslevel in der Berufswelt hinzu. Die beruhigende Wirkung von zuckerhaltigen Nahrungsmitteln macht das Zugreifen nach entsprechenden Snacks während der Arbeitszeit noch attraktiver. Durch anhaltenden Stress werden außerdem Schlafmangel und ein erhöhter Cortisolspiegel begünstigt. Beides wiederum begünstigt die Zunahme von Körperfett weiter. Chronisch gestresste Menschen sind eh schon psychisch und physisch gefährdeter hinsichtlich einer Vielzahl von Symptomen und Krankheiten, wie etwa Depressionen, Herz-Kreislauf-Erkrankungen oder eben Insulinresistenz. Mit der Förderung von Übergewicht durch Stress kommt ein weiterer Risikofaktor für diese und andere Erkrankungen hinzu.

Die Folge der heutigen Lebensumstände: Je nach Studie geringfügig variierend sind im Durchschnitt fast 70 Prozent der Männer und circa 50 Prozent der Frauen in Deutschland übergewichtig, wobei bereits ein Fünftel davon unter Adipositas (Fettsucht) leidet.

Ungesundes Übergewicht erkennen

Übergewicht ist nicht per se ungesund, denn eine hoher Muskelanteil in der Gewichtsverteilung ist gesund, während nur ein zu hoher Fettanteil ungesund ist. Dennoch gilt bei der Ermittlung von ungesundem Übergewicht der am Gewicht und der Körpergröße orientierte Body-Mass-Index (BMI). Dieser gibt Aufschluss über das Verhältnis von Körpergröße und Körpergewicht und ordnet dieses in Untergewicht, Normalgewicht sowie Übergewicht und Zwischenformen ein. Berechnet wird er durch die Formel: **Körpergewicht in Kilogramm geteilt durch Körpergröße zum Quadrat (kg/m²)**

Die BMI-Wert-Zuteilungen in Bewertungskategorien des Gewichts hat die Weltgesundheitsorganisation WHO vorgenommen.[9] Sie besagt:

→ starkes Untergewicht   BMI von < 16,00
→ mäßiges Untergewicht   BMI von 16,0–16,9
→ leichtes Untergewicht   BMI von 17,0–18,4
→ Normalgewicht   BMI von 18,5–24,9
→ Präadipositas   BMI von 25,0–29,9
→ Adipositas Grad I   BMI von I 30,0–34,9
→ Adipositas Grad II   BMI von II 35,0–39,9
→ Adipositas Grad III   BMI von III +≥ 40,0

---

[9] http://www.euro.who.int/en/health-topics/disease-prevention/nutrition/a-healthy-lifestyle/body-mass-index-bmi, zuletzt aufgerufen am 02.07.2017

Im Hinblick auf den BMI sollte man aber wissen, dass er nicht ohne die Berücksichtigung anderer Faktoren betrachtet werden sollte, um festzustellen, ob man unter ungesundem Übergewicht leidet. Die Knochen- und Muskelmasse kommen auch noch hinzu. Ein Kraftsportler etwa kann einen hohen BMI, dafür aber einen normalen oder gar niedrigen Fettanteil im Körper haben. Andererseits können auch Menschen mit einem normalen BMI eine ungesund hohe Menge an Fettmasse haben, wenn sie nur wenig Muskulatur und eine leichte Knochenmasse haben.

Daher ist der BMI für sich genommen kein guter Indikator für die Gesundheit hinsichtlich eines gesunden Körpergewichtes. Es gibt jedoch genaue Messsysteme, die besseren Aufschluss geben können. Dr. Riedl arbeitet in dem auf Diabetologie und Ernährungsmedizin spezialisierten Zentrum »medicum« mit einer Waage, die genau die Muskel- und Fettverteilung im Körper messen und anschaulich darstellen kann.

Nicht nur die Menge, auch die Verteilung des Körperfettes ist relevant, um eine mögliche Gefahr für die Gesundheit zu ermitteln. In einem ersten Schritt zur Identifikation einer ungesunden Fettverteilung werden die Proportionen des Körpers betrachtet und in eine Birnen- oder Apfelform eingeteilt, da vor allem Bauchfett gefährlich ist, wenn es um die Entwicklung körperfettassoziierter Erkrankungen geht. Übergewicht durch zu viel Körperfett ist meist ungesund, jedoch gibt es gesicherte Erkenntnisse, die das Bauchfett als weitaus größeren Risikofaktor für Herzerkrankungen identifizieren als beispielsweise Po- und Oberschenkelfett. Die Birnenform ist also im Falle von Übergewicht die weniger gefährliche Form, während die Apfelform Anlass zu mehr Besorgnis geben sollte.

Um die eigene Körperform zu ermitteln und um die potenzielle Gesundheitsgefährdung der Körperfettverteilung besser beurteilen zu können, gibt es eine weitere einfache Rechnung, die das Verhältnis von Taille und Hüfte ermittelt: *Taille-Hüft-Verhältnis (THV)*. Die Rechnung kann einfach zu Hause durchgeführt werden, man benötigt nur ein Maßband. Man misst zunächst den Taillenumfang, und zwar an der dünnsten

Stelle, diese liegt für gewöhnlich etwa auf der Höhe des Bauchnabels. Die Messung erfolgt locker, aber am Körper anliegend. Dasselbe gilt für die Hüftmessung, diese nimmt man an der breitesten Stelle vor.

Tipp: Wenn man sich zum Messen vor den Spiegel stellt, kann man die dünnste und breiteste Stelle einfach erkennen.

Im Anschluss stellt man folgende Messung an:
Taillenumfang geteilt durch Hüftumfang (t/h)

Das Ergebnis stellt den Quotienten der individuellen Fettverteilung dar. Hierbei gilt: Je höher die Zahl, desto verhältnismäßig mehr Bauchfett liegt vor. Ein sich primär am Bauch bemerkbar machendes Übergewicht, liegt bei Frauen bei einem Wert ab 0,85 und bei Männern ab 0,94 vor. Diese Werte sollten laut WHO nicht überschritten werden. Liegt ein Übergewicht vor, ist neben dem THV auch der Taillenumfang für sich genommen bereits ein zu betrachtender Faktor. Dr. Riedl nennt als Orientierungswerte für ein erhöhtes Risiko: »bei Frauen ab 80 Zentimetern und bei Männern ab 94 Zentimetern. Ein deutlich erhöhtes Risiko liegt bei: Frauen ab 88 Zentimetern und bei Männern ab 102 Zentimetern vor.«

Die Berechnungen von BMI und THV sind schnell gemacht, auch Laien erhalten so erste Hinweise auf ein mögliches ungesundes Übergewicht. Die Berechnungen können jedoch keine ärztliche Untersuchung ersetzen. Wenn keine Beschwerden vorliegen, man gesund und normalgewichtig ist, einen normalen BMI und ein unauffälliges THV hat, genügen für gewöhnlich regelmäßige ärztliche Routineuntersuchungen. Bei Auffälligkeiten in den Berechnungen, erblichen Vorbelastungen, Beschwerden oder bereits bestehenden Erkrankungen sollte ein Arztbesuch nicht ausgelassen werden, denn es gibt viele Werte, die ebenfalls gesundheitsrelevant sind und die nur beim Arzt bestimmt werden können, wie zum Beispiel die Triglyceridwerte (mehr auf Seite 86 ff). Das gilt auch für erhöhte Blutzuckerwerte, wie bei einer entstehenden Typ-2-Diabetes-Erkrankung, die nicht zwangsläufig nur bei Übergewicht auftreten. Bei diesen und bei weiteren Erkrankungen können nur Blut- oder Urinuntersuchungen durch den Arzt mehr Aufschluss bringen.

Geschichte und Status quo der Diabetes-Therapie

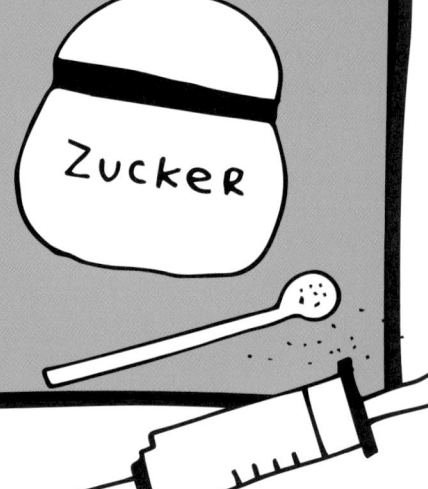

In diesem Kapitel erfahren Sie vor allem mehr über:

⇒ den Wandel in der Diabetes-Therapie, besonders in Ernährungsfragen
⇒ den Faktencheck Fruktose
⇒ den Glykämischen Index und die Glykämische Last

Diabetes ist heilbar überprüft bestehende und neue Diabetes-Empfehlungen und damit verbundene Aussagen mit den dazu gehörenden argumentativen Grundlagen, um herauszufinden, welche Empfehlungen auf Fakten beruhen und somit tatsächlich empfehlenswert sind, und welche Empfehlungen und Aussagen womöglich überholt oder kaum belegt sind. Dass Diabetes-Empfehlungen einem starken Wandel unterworfen sind, zeigt der Blick auf die Geschichte der Diabetes-Therapie.

Diabetes-Therapie im Wandel

Die Diabetes-Therapie hat in den letzten 20 Jahren für die Lebensqualität der Betroffenen entscheidend verbessernde Neuerungen erfahren. Im Hinblick auf Insuline waren dies die 1996 auf den Markt gekommenen Analoginsuline und im Jahr 2000 das erste »richtige« Langzeitinsulin, das eine etwa doppelt so lange Depotwirkung hat, wie die bisherigen Basalinsuline. Auch Medikamente für Menschen mit Typ-2-Diabetes, die die Verstoffwechslung aufgenommener insulinrelevanter Kohlenhydrate verbesserten, machen heute Menschen mit Typ-2-Diabetes das Leben leichter.

Die besser und präziser wirkenden Insuline und Medikamente ermöglichen Diabetikern ein wesentlich flexibleres und vor allem individuelleres Leben, das weniger strikten und einheitlichen Vorgaben folgt. Man stelle sich vor, ein Mensch mit Typ-1-Diabetes hatte noch vor gut 20 Jahren die Therapievorgabe, tagtäglich zur selben Zeit aufzustehen und eine bestimmte Menge von Broteinheiten, kurz BEs (Einheit für insulinrelevante Kohlenhydrate in der Diabetes-Therapie), heute oft auch KEs (Kohlenhydrateinheiten) genannt, zu verzehren. Zu einer weiteren bestimmten Zeit sollte er eine Zwischenmahlzeit mit einer festgelegten BE-Menge zu sich nehmen usw. Kurzfristige Planänderungen im Alltag hatten je nach Therapievorgaben rasch ein Unterzuckerungsrisiko oder zu hohe Blutzuckerwerte zur Folge. Heute ist dieses Risiko weitaus geringer – ob durch die intensivierte konventionelle Insulintherapie, die mit Insulininjektionen vorgenommen wird, oder die intensivierte Insulintherapie mit Pumpe. Diabetiker, die mittels dieser Methoden therapiert werden, können bei guter Einstellung ein sehr flexibles Leben führen.

Vereinfacht wird das Leben mit Diabetes zudem durch die mittlerweile auf den meisten Nahrungsmitteln angebrachten Nährwertangaben. Die hier vermerkten »Kohlenhydrate« geben Menschen mit Diabetes Hinweis auf mögliche Blutzuckereinflüsse des Nahrungsmittels. Und wer keine Verpackung oder frische Nahrungsmittel vorliegen hat, kann im Internet rasch die jeweiligen Nährwerte recherchieren. Selbst einige Restaurantketten bieten mittlerweile Nährwertangaben zu ihren Portionen an. Dieser Trend ist in den USA noch weiter verbreitet als bei uns.

Noch vor 25 Jahren mussten die meisten Menschen mit Diabetes mit Handbüchern wie »Kalorien mundgerecht« zurechtkommen, die vornehmlich für Menschen mit Diabetes geschrieben wurden und bei »verbotenen« Nahrungsmitteln einfach keine Broteinheitangabe aufgeführt hatten. Stattdessen war nur ein durchgestrichener Kreis abgebildet – das galt für alle Haushaltszucker enthaltende Nahrungsmittel.

Für Menschen mit Diabetes gab es in Sachen Süßigkeiten im Supermarkt kleine Extraregale und die Nahrungsmittel hatten meist die Aufschrift »Für Diabetiker geeignet« oder Schokolade hieß gar »Diabetikerschokolade«. Der naschende Diabetiker hatte also eine ganze Zeit lang einen eigenen Markt, an dem sich die Hersteller von »Diabetikerprodukten« eine goldene Nase verdienen konnten, denn Diätschokolade, Diäthonig, Diabetikerkekse und Diätjoghurts kosteten meist erheblich mehr als »normale« süße Produkte und schmeckten dabei meist nicht mal so gut.

Heute gibt es solche Produkte nicht mehr, denn nicht nur die Therapiemöglichkeiten haben sich verändert, auch das Wissen um Ernährung und physiologische Vorgänge hat sich verbessert und so sind frühere Regeln für Menschen mit Diabetes mittlerweile sogar über Bord geworfen worden, da sie als eher schädlich eingestuft werden. Das gilt vor allem für den Fruchtzucker (Fruktose), dem Einfachzucker, der den gewöhnlichen Haushaltszucker (Saccharose), der aus Traubenzucker und Fruchtzucker besteht, in den »Diabetikersüßigkeiten« mit ersetzt hat.

Die Diätprodukte enthielten darüber hinaus nicht selten mehr Fett – so auch ungesunde gehärtete Trans-Fette sowie Zuckeraustauschstoffe, die zu Verdauungsproblemen führen können. Diabetiker durften nach damaliger Ansicht keinen normalen Zucker essen. In einer Zeit, in der das Internet noch nicht verbreitet war, und je nachdem, wie intensiv Betroffene sich mit den biochemischen Prozessen hinter den Empfehlungen beschäftigten, wurde diese Vorgabe von vielen Betroffenen auch erst einmal hingenommen.

Wir wissen heute, die Diabetikerprodukte hatten **keinerlei** Mehrwert, der Kohlenhydratgehalt war meist nicht einmal viel niedriger, es war einfach nur kein Haushaltszucker enthalten, dem durch den enthaltenen Traubenzucker nachgesagt wurde, den Blutzuckerspiegel zu stark und zu rapide zu erhöhen. Der Kaloriengehalt der Diätprodukte war zudem sogar meist höher.

Dass traubenzuckerhaltige Kohlenhydrate den Blutzucker erhöhen, ist und bleibt unbestritten, jedoch ist die Geschwindigkeit der Blutzuckererhöhung auch von anderen Faktoren abhängig. Im Rahmen weiterer Untersuchungen zu der Wirkung von Kohlenhydraten auf den Blutzucker konnte man herausfinden, dass nicht nur die Art der Kohlenhydrate den sogenannten glykämischen Index eines Nahrungsmittels beeinflusst, sondern auch die anderen Makronährstoffe einer Mahlzeit stets betrachtet werden sollten, um die glykämische Wirkung richtig einschätzen zu können. Am Beispiel der Schokolade ist dies zum Beispiel das Fett, das die Wirkung auf den Blutzucker zwar nicht verringert, jedoch verlangsamt.

Glykämischer Index und Glykämische Last

Der Glykämische Index (GI) gibt darüber Aufschluss, wie schnell ein Nahrungsmittel erhöhend auf den Blutzucker wirkt. Ein hoher Wert eines Nahrungsmittels auf dem glykämischen Index bedeutet eine rasche Blutzuckerwirkung, ein niedriger eine langsame Wirkung (Glukose hat als Referenzwert den Maximalwert 100).

Als grobe Orientierung eignet sich der glykämische Index zwar, jedoch müssen niedrig-glykämische Lebensmittel nicht auch immer gleich gesund oder besonders empfehlenswert sein. Ein hoher Fettgehalt in einem an nicht komplexen Kohlenhydraten reichen Nahrungsmittel (z. B. Schokolade oder mit Butter bestrichenes Weißbrot) verzögert zwar den Blutzuckeranstieg und reduziert damit den glykämischen Index, das Nahrungsmittel ist jedoch weiterhin hochkalorisch und hat einen hohen Anteil an Kohlenhydratkalorien und somit eine hohe glykämische Last (GL) – eine weitere wichtige Einheit bei der Betrachtung von Nahrungsmitteln – und sollte daher nicht regelmäßig in größeren Mengen gegessen werden, wenn man auf seine Gesundheit und sein Gewicht Wert legt.

Der Wert der GL wird aus der Menge der Kohlenhydrate des aufgenommenen Nahrungsmittels ermittelt. Diesen multipliziert man mit dem GI des Nahrungsmittels. Es lohnt sich, insbesondere für Menschen mit Diabetes, aber auch für Menschen, die ihr Diabetes-Risiko minimieren wollen, im Hinterkopf zu behalten, dass: nicht nur die Geschwindigkeit der Blutzuckerwirkung (GI) langsam sein sollte, sondern auch die Blutzuckerwirkung durch die Kohlenhydratmenge (GL) gering gehalten werden sollte.

Die Aussage, ein Stück normale Milchschokolade würde aufgrund seines Traubenzuckeranteils im Haushaltszucker den Blutzucker sehr schnell in die Höhe treiben, ist also falsch. Das absolute Verbot von Haushaltszucker, was damals Diabetikern oft vermittelt wurde, ist aus heutiger Sicht haltlos.

Fakt ist: Diabetiker dürfen erst einmal alles essen, ohne einen sofortigen Kollaps befürchten zu müssen, wenn sie entsprechend agieren und z. B. passend dazu Insulininjektionen vornehmen. Sie müssen also erst einmal »nur« wissen, was die verschiedenen Nahrungsmittel für ihren Körper bedeuten und wie idealerweise damit umzugehen ist. Als Freifahrtschein sollte diese Information jedoch nicht fehlinterpretiert werden, denn, wie für jeden Menschen, ist ein hoher Zuckerkonsum mit großen Gesundheitsgefahren verbunden, für einen Menschen mit Diabetes sogar mit ein paar zusätzlichen Gefahren.

Trotz des Wissens um die Absurdität der Diabetikerprodukte und ihrer sogar potenziell schädlichen Wirkung für die Gesundheit, wurden erst seit dem Jahr 2010 die für die Hersteller lukrativen und für Konsumenten hochpreisigen Diabetikerprodukte aus den Supermarktregalen verbannt. Dabei wurden sie nicht einmal verboten, sondern nur die weitere Deklaration mit zum Beispiel »Für Diabetiker geeignet« untersagt, da der gesundheitliche Mehrwert nicht nachgewiesen werden konnte. Wenn man genauer nachfragt, finden sich sogar heute noch Konditoreien, die mit sogenanntem »Diabetikerkuchen« werben. Fragt man nach, ob diese zum Beispiel mit Stevia – einem natürlichen Süßstoff ohne Blutzuckerwirkung – gesüßt seien, wird verneint und auf Fruchtzucker verwiesen.

Dies vedeutlicht: Was über Jahrzehnte hinweg als verboten, gut oder schlecht verkauft und vermittelt wurde, setzt sich leider bei vielen Menschen entsprechend im Gedächtnis als »richtige Bewertung« fest.

FAKTENCHECK FRUKTOSE

Der Einfachzucker Fruktose, den meisten auch als Fruchtzucker bekannt, kommt in der Natur vor allem in reifen Früchten, Trockenfrüchten und Honig vor. Zu seinem früheren Label der »Diabetikerfreundlichkeit« kam der Fruchtzucker, da er in geringen Mengen aufgenommen primär über die Leber verstoffwechselt wird und somit weniger insulinrelevant ist.

Was früher als Vorteil für Menschen mit Diabetes betrachtet wurde, weist auch schon auf die Gefahren von zu viel Fruktose hin: Die Leber kann Fruktose nicht in Unmengen verstoffwechseln, ohne dass daraus Gesundheitsgefahren entstehen. Wird ihr lange Zeit zu viel Fruktose zugeführt, droht sie zu verfetten und eine nicht-alkoholische Fettleber wird begünstigt. Der Triglyceridgehalt im Blut steigt außerdem und damit auch die Gefahr für Arteriosklerose (mehr ab Seite 88).

Menschen mit Diabetes haben durch erhöhte Blutzuckerwerte bereits ein erhöhtes Risiko dafür, Arteriosklerose und weitere Folgeerkrankungen zu erleiden. Eine stark vermehrte Fruktoseaufnahme ist somit für Menschen mit Diabetes individuell womöglich sogar noch schädlicher, auch da sich die Harnsäurewerte durch viel Fruktose erhöhen können.

Übrigens: Problematisch ist nicht die Fruktose, die man bei gewöhnlichem Genuss von Früchten zu sich nimmt, sondern industriell gewonnene Fruktose, die häufig als Süße in industriell verarbeiteter Nahrung eingesetzt wird.

Überholte Diabetiker-Regeln als Indikator für einen notwendigen Paradigmenwechsel

Viele Menschen mit Diabetes haben in der Vergangenheit die Tatsache, dass normale Schokolade keinen akuten Zuckerschock auslöst, bereits selbst herausgefunden, und auch Mediziner rieten in den letzten Jahren vor der Abschaffung der Diabetikersüßigkeiten nicht mehr unbedingt zu diesen Produkten – und dennoch hielten diese sich hartnäckig auf dem Markt.

Das wirft die Frage auf, ob wir offiziellen Empfehlungen nicht öfter genauer auf den Zahn fühlen sollten. Erfahrungswerte von Betroffenen und Behandlern sind hier gute Ratgeber – neben den oft länger andauernden und nicht für alle Bereiche gesichert durchführbaren Studien.

Vor allem in Sachen Ernährung und Medikamente kommen noch weitere Faktoren hinzu, die für eine Überprüfung eine Rolle spielen können. Die Lebensmittel- und Pharmaindustrie zählen weltweit zu den umsatzstärksten Märkten und das ist etwas, das alle Menschen einer Gesellschaft mehr oder weniger betrifft. In diesem Business steht nicht immer die Gesundheit der Menschen, sondern oft ökonomisches Interesse im Vordergrund (siehe auch Seite 86).

Kritischer Blick auf die aktuellen Diabetes-Empfehlungen

In diesem Kapitel lesen Sie vor allem mehr über:

⇒ offizielle Diabetes-Empfehlungen insbesondere zur Ernährung
⇒ Faktenchecks zu den Ernährungsempfehlungen

Viele Diabetiker haben sich sicher schon einmal gefragt, warum sie in der Verteilung der drei Makronährstoffe vor allem Kohlenhydrate essen sollen, wenn doch dieser Makronährstoff ihrem Körper Probleme bereitet. Und warum eigentlich sollen sie anstatt dessen besonders bei Fett und Protein aufpassen? Die Beantwortung dieser Fragen ist eine wichtige Triebfeder der Recherchen für *Diabetes ist heilbar* gewesen. Bereits vorherige Recherchen der letzten Jahre zeigten, dass die in Deutschland vorherrschenden Ernährungsempfehlungen ein sensibles Thema sind.

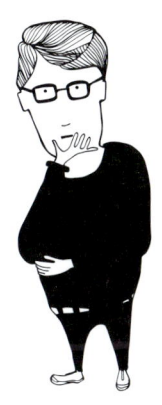

Offizielle Ernährungsempfehlungen im kritischen Fokus

Die Deutsche Gesellschaft für Ernährung (DGE) scheint in Fragen Kohlenhydrate über jeden Zweifel erhaben zu sein. In ihren 10 Regeln, dem Ernährungskreis, der Ernährungspyramide und in weiteren Veröffentlichungen auf ihrer Internetpräsenz[10] wird deutlich, dass in der Kohlenhydratreduzierung und der damit verbundenen stärkeren Betonung von Proteinen und Fetten in der Ernährung mehr Gefahren als mögliche Vorteile gesehen werden. Man attestiert einer solchen Ernährung eine damit einhergehende Mehraufnahme von tierischen Produkten, die das Risiko für Erkrankungen wie Typ-2-Diabetes erhöhen würden. Die DGE hat Ende August 2017 eine Aktualisierung ihrer stark in der Kritik stehenden

---

10 www.dge.de und z. B. https://www.dge.de/fileadmin/public/doc/ws/position/DGE-Positionspapier-Richtwerte-Energiezufuhr-KH-und-Fett.pdf, zuletzt eingesehen am 10.07.2017

10 Regeln veröffentlicht (siehe hierzu genauer Seite 76 f), die sich vor allem dadurch auszeichnet, dass die Regeln etwas allgemeiner formuliert wurden.

Zusammen mit der Deutschen Diabetes Gesellschaft (DDG) weist die DGE in den »Evidenzbasierten Ernährungsempfehlungen zur Behandlung und Prävention des Diabetes mellitus«[11] von 2010 darauf hin, dass die empfohlene Bandbreite für die Kohlenhydrataufnahme (45 bis 60 Prozent der Gesamtenergie) aus den Begrenzungen für die Aufnahme von Gesamtfett und Protein resultiert. Die Empfehlungen wurden im Jahr 2015 hinsichtlich der Proteine aktualisiert und die »Ernährungsempfehlungen zur Behandlung des Diabetes mellitus – Empfehlungen zur Proteinzufuhr«[12] herausgebracht.

Im Interview mit einem der federführenden Forscher dieser Empfehlungen, Prof. Dr. Pfeiffer, kam unter anderem heraus: »Die Fokussierung auf Kohlenhydrate zu Ungunsten von Proteinen ist definitiv überholt. Wir haben zwar keine sicheren Langzeitstudien, aber im Hinblick auf zwei Jahre einer proteinbetonten Ernährung konnten wir keine negativen Auswirkungen festmachen. Im Gegenteil, bei einer hypokalorischen[13] und isokalorischen[14] Ernährung half die Proteinbetonung bis zu 30 Prozent dabei, Gewicht zu verlieren sowie Blutfettwerte und den HbA_{1c} zu verbessern. Ergebnisse bei über 30 Prozent Proteinaufnahme konnten nicht ermittelt werden, da dies nicht überprüft wurde.«

Die »Evidenzbasierten Ernährungsempfehlungen zur Behandlung und Prävention des Diabetes mellitus« sind damit nicht mehr aktuell. Laut Angaben der Website waren sie bis zum Jahr 2015 gültig, sind aber

---

[11] https://www.deutsche-diabetes-gesellschaft.de/fileadmin/Redakteur/Leitlinien/Evidenzbasierte_Leitlinien/057-001_S2_Ernaehrungsempfehlungen_zur_Behandlung_und_Praevention_des_Diabetes_mellitus_06-2010_06-2015.pdf, zuletzt eingesehen am 02.07.2017

[12] https://www.deutsche-diabetes-gesellschaft.de/fileadmin/Redakteur/Leitlinien/Evidenzbasierte_Leitlinien/057- 025l_S3_Diabetes_mellitus_Empfehlungen_Proteinzufuhr_2015-10.pdf

[13] Negative Kalorienbilanz

[14] Bedarfsgerechte Kalorienbilanz

noch verfügbar und hinsichtlich der anderen Nährstoffe, außer dem Update zu den Proteinen, nicht überarbeitet worden. Auf Nachfrage bei der DDG sagt die Ärztin und Referentin für Medizin, Wissenschaft und Versorgung, Franziska Holz: »Es liegt leider keine aktualisierte Version der Leitlinien vor.«

Auf die Nachfrage hin, ob man den Kohlenhydratfokus angesichts der neuen Erkenntnisse als aufgehoben betrachten kann und zu einer mehr auf das Individuum abgestimmten Ernährung bei Diabetes übergehen sollte, stimmt Franziska Holz zu: »Auf jeden Fall, das können sie auch gerne so übernehmen«. Auch die Nachfrage bei Prof. Dr. Pfeiffer ergab: »Die Empfehlungen zur Proteinaufnahme sind definitiv als ein Update zu verstehen.«

Der Kohlenhydratfokus von 45 bis 60 Prozent der alten Empfehlungen bezog sich explizit auf die notwendige Begrenzung der anderen Makronährstoffe. Auf Nachfrage, ob nicht Richtwerte von 40 Prozent Kohlenhydraten, 30 Prozent Protein und 30 Prozent Fett unter Berücksichtigung der individuellen Variierbarkeit sinnvoller wären, stimmt Prof. Dr. Pfeiffer zu. Er geht sogar davon aus, dass zukünftige Studien zeigen könnten, dass noch mehr Proteine und einfach sowie mehrfach ungesättigte Fettsäuren zu Ungunsten von Kohlenhydraten möglich sind: »Sehen Sie, selbst die alten Empfehlung hatten ja mit 45 bis 60 Prozent Kohlenhydraten einen recht weiten Spielraum und wir können bei den Kohlenhydraten auch weiter runter gehen. Von der Studienlage abgeleitet kann man 40 Prozent Kohlenhydrate, 30 Prozent Protein und 30 Protein Fett in jedem Fall sicher rechtfertigen. Der Richtwert von etwa 9 Prozent Protein und der Maximalwert von 15 Prozent Protein sind nicht mehr haltbar.« Auf die Frage hin, warum es noch keine aktualisierten Empfehlungen zu allen Nährstoffen gibt, antwortet Prof. Dr. Pfeiffer: »Wir sind dran, aber ich kann Ihnen sagen, wenn man etwa 50 verschiedene Experten zu dem Thema aus verschiedenen Fachgesellschaften auf einen gemeinsamen Nenner bringen möchte, kann das schon mal dauern.«

Um diese Information zu erhalten bedurfte es einiger Recherchen und Interviews. Als einfach zugängliche und allgemein offizielle Empfeh-

lung ist die Aufweichung des Kohlenhydratfokus wesentlich schwieriger zu finden als die veralteten und überholten Empfehlungen.

Ähnliches zeigte sich auch in Gesprächen mit Diabetologen. Einerseits war eine Offenheit gegenüber anderen Ernährungsstilen erkennbar, immer mit dem Hinweis, solange der HbA_{1c} bei wenig Unterzuckerungen stimmen würde. Explizit und öffentlich empfohlen wurde eine zu vielen Kohlenhydraten alternative Herangehensweise jedoch nur von wenigen. Vielmehr wurde hinsichtlich konkreter Ernährungsfragen oftmals an Diätberater verwiesen.

Dr. Riedl kennt solche Antworten aus Gesprächen mit Kollegen: »Nicht wenige sagen mir, Ernährung sei nun mal nicht ihr Job, sie seien Diabetologen und das Gewicht gehöre nicht zu ihrem Aufgabenbereich. In puncto Übergewicht herrscht der reinste Defätismus. Das sind meist auch diejenigen Kollegen, die sich in ihren Empfehlungen an die Leitlinien der Fachgesellschaften halten, berichtet er und betont zugleich: »Diabetes – als eine in ihrem Verlauf maßgeblich durch den Lebensstil beeinflussbare Erkrankung – ist maßgeblich auch von den Ernährungsgewohnheiten in ihrem Verlauf abhängig. Daher ist es umso wichtiger, die Ernährung auch mehr in den Fokus der Behandlung zu rücken und neuen Erkenntnissen schneller Gehör zu verleihen« (mehr dazu ab Seite 136).

Ebenso ist es von großer Bedeutung, genau zu prüfen, ob die immerhin seit 1955 kaum veränderten allgemeinen Ernährungsempfehlungen für die Bevölkerung noch Bestand haben, und herauszufinden, was überhaupt eine gesunde Ernährung für Menschen generell und Menschen mit Diabetes oder einem erhöhten Diabetes-Risiko ist.

Was ist gesunde Ernährung?

Der BMEL-Ernährungsreport 2016 (BMEL: Bundesministerium für Ernährung und Landwirtschaft) zeigt: Die Deutschen werden immer gesundheitsbewusster und befürworten eine gesunde Ernährung. Die Zunahme der Zivilisationskrankheiten im Angesicht von zunehmender Fettleibigkeit in der Bevölkerung zeigt, wie wichtig dieser gesundheitsorientierte Trend in der Bevölkerung ist, auch wenn er bei Weitem noch nicht zu allen durchgedrungen ist. Erschwerend kommt hinzu, dass Gesundheitsempfehlungen in Sachen Ernährung teilweise stark differieren.

Was ist also eine gesunde Ernährung? Hierüber herrscht keineswegs Konsens. Umso wichtiger, Licht ins Dunkel des Empfehlungsdschungels zu bringen – insbesondere für Menschen mit Diabetes und alle, die ihn gar nicht erst bekommen möchten. Eine traditionsreiche deutsche Institution in Sachen Ernährung ist die Deutsche Gesellschaft für Ernährung (DGE), die auch als Fachgesellschaft an den Leitlinien für Menschen mit Diabetes stets beteiligt ist.

Ernährungs- und Diabetes-Experte Prof. Dr. Worm hat sich genauer mit der deutschen Ernährungsgeschichte auseinandergesetzt und herausgearbeitet, dass im Hinblick auf die früher überwiegend schweren körperlich Arbeitstägigkeiten der Menschen ein Kilokalorienverbrauch von über 3000 kcal zugrunde gelegt wurde. »Ob von dem Münchner Ernährungsforscher Voigt im späten 19. Jahrhundert oder von dem US-amerikanischen Ernährungsforscher Atwater zur etwa selben Zeit wurden sowohl Kilokalorienmenge als auch anteilige Nährstoffverteilung für *Arbeiter* empfohlen. Der Fokus lag hier klar auf Kohlenhydraten, die bis zu 60 Prozent der Energiezufuhr des Tages abdecken sollten. Bei Eiweiß und Fett variierten die Empfehlungen leicht, blieben aber weit hinter den Kohlenhydraten zurück.

Interessanterweise wurden diese Empfehlungen für die gesamte erwachsene Bevölkerung übernommen – ohne Beachtung der körperlichen Aktivität. Auch das britische *Food War Comitee* und der Völkerbund hielten sich an diese einst für Arbeiter konzipierten Empfehlungen. Unter Adolf Hitler wurde übrigens ebenfalls auf Kohlenhydrate gesetzt – besonders in Form von Vollkornprodukten. Es ging darum, eine energiereiche und lang sättigende Ernährung zu empfehlen, die die Gesellschaft auch in Kriegs- und Notzeiten ausreichend ernährt.«

Prof. Dr. Worm führt aus, dass ebendiese Ernährungsempfehlungen für Zeiten der Nahrungsmittelknappheit mit einem körperlich arbeitsintensiven Alltag gedacht waren und eins zu eins auf unsere zunehmend technisierte Lebensrealität übergetragen wurden. So stehen für die DGE seit ihrer Gründung im Jahre 1955 immer noch die Kohlenhydrate – gern in Form von Vollkorn – an erster Stelle. Das hat sich bis heute kaum geändert.

Die DGE hat zur vereinfachten und grafischen Darstellung ihrer Empfehlungen eine dreidimensionale Pyramide und einen »Ernährungskreis« erstellt. Je weiter oben ein Nahrungsmittel positioniert ist beziehungsweise je kleiner der Anteil im Kreis ist, desto weniger soll davon verzehrt werden. Noch bis zum Jahr 2005 standen – nach Wasser – als Hauptnahrungsmittel stärkehaltige und damit sehr kohlenhydratreiche Produkte wie Brot, Reis und Nudeln an unterster und damit empfehlenswertester Stelle der zu verzehrenden festen Nahrungsmittel auf der Pyramide. Danach kamen Obst und Gemüse. In dieser Gruppe stellt das Obst auch eine kohlenhydratreiche Nahrungsmittelart dar. Sehr eiweißhaltige Nahrungsmittel wie Milchprodukte und Fleisch, Fisch und Eier folgten. An der Spitze der Pyramide befanden sich vor allem einfach- und zweifachzuckerhaltige Produkte wie Süßigkeiten und Kuchen sowie Fette, zum Beispiel Pflanzenöle.

Der Kohlenhydratfokus spiegelt sich auch in den Ernährungsempfehlungen für Menschen mit Diabetes wieder. Die Deutsche Gesellschaft für Ernährung (DGE) sowie die Deutsche Diabetes-Gesellschaft (DDG) empfehlen in den oben bereits erwähnten »Evidenzbasierten Leitlinien«[15] eine Ernährung, die Kohlenhydraten den Löwenanteil der am Tag aufgenommenen Energieprozente zuspricht.

Die DGE hat in ihrer Ernährungspyramide den Entwicklungen der letzten Jahrzehnte ein Stück weit Rechnung getragen und die kohlenhydratreichen Getreideprodukte, wie etwa Brot, von der Stufe der empfehlenswertesten festen Nahrungsmittel entfernt. Stattdessen wurde dort nun Obst und Gemüse platziert. Die DGE empfiehlt unter anderem eine ballaststoffreiche Ernährung, viele Vollkornprodukte und einen nur sehr mäßigen Verzehr von Fleisch (maximal 600 Gramm pro

---

15 Ebda.

Woche).¹⁶ In der jüngsten Aktualisierung der 10 Regeln vom August 2017 empfiehlt die DGE immernoch Vollkorn, bleibt aber hinsichtlich der Mengenvorgabe im Gegensatz zu vorherigen Versionen zurückhaltend.¹⁷

Bei genauerem Hinsehen bleiben die Richtwerte in den Veröffentlichungen der DGE aber unverändert: Kohlenhydrate sollen mit mindestens 50 Prozent den Hauptbestandteil der Nahrung ausmachen, Fette höchstens 30 Prozent (bei sportlich sehr aktiven Menschen bis 35 Prozent) und Proteine etwa 9 bis 11 Prozent, wobei bis zu 15 Prozent als akzeptabel angegeben werden.¹⁸ Der Kohlenhydratfokus ist unverkennbar. Eine hohe Nährstoff- und dabei geringe Energiedichte wird ebenso empfohlen. »Eine Eigenschaft, die Getreideprodukte übrigens nicht aufweisen«, bemerkt Prof. Dr. Worm in diesem Kontext.

Die Ernährungsempfehlungen der »Evidenzbasierten Leitlinien« für Menschen mit Diabetes, die bis 2015 gültig waren und noch für viele als Richtlinie gelten, gleichen denen der DGE weitestgehend. Prof. Dr. Karsten Müssig vom Deutschen Diabetes-Zentrum (DDZ) weist darauf hin, dass aufgrund des hohen Anteils an einfachen Kohlenhydraten der meisten Obstsorten, der Rat »5 am Tag« für Menschen mit Diabetes den Zusatz enthält, dass von diesen fünf nur maximal zwei Portionen Obst ausmachen sollten, was die DGE seit Aktualisierung der 10 Regeln in der gerade aktuell erschienenen 10. Auflage von 2017 nun auch für alle Menschen empfiehlt. Auch ansonsten erkennt Prof. Dr. Müssig weitestgehend Übereinstimmungen in dem, was die DGE für Menschen mit und Menschen ohne Diabetes als eine gesunde Ernährung einstuft.

---

16 http://www.dge.de/ernaehrungspraxis/vollwertige-ernaehrung/10-regeln-der-dge/, zuletzt eingesehen am 28.06.2017

17 http://www.dge.de/ernaehrungspraxis/vollwertige-ernaehrung/10-regeln-der-dge, zuletzt eingesehen am 27.10.2017

18 https://www.dge.de/fileadmin/public/doc/ws/position/DGE-Positions-papier-Richtwerte-Energiezufuhr-KH-und-Fett.pdf, zuletzt eingesehen am 02.07.2017

Prof. Dr. Annette Schürmann, Leiterin der Abteilung Experimentelle Diabetologie am Deutschen Institut für Ernährungsforschung in Berlin, weiß noch von einer weiteren Angabe zu berichten, die nicht mehr aktuell ist: »Die Empfehlung, immer wieder am Tag Zwischenmahlzeiten einzuhalten, ist überholt, vor allem für Menschen, die auf ihr Gewicht achten müssen, was für die meisten Typ-2-Diabetiker gilt. Wir wissen aus verschiedenen Untersuchungen, dass es Sinn macht, den Körper kurzen Fastenzeiten auszusetzen. Das kann z. B. Intervallfasten sein, bei dem an einem Tag das Essen ausgelassen wird. Am darauffolgenden Tag kann normal – wohlgemerkt nicht im Übermaß – gegessenen werden. Wir haben festgestellt, dass bereits so kurze ‚Fasten-Intermezzos' genügen können, um eine vorliegende Insulinresistenz zu verringern. Abgesehen vom Fasten ist es sinnvoll, den Körper kleineren Hungerstrecken von etwa 16 Stunden auszusetzen. Das erreichen Sie bereits, wenn Sie das letzte Mal abends um 19 Uhr essen und Ihr Frühstück auf den frühen Mittag legen. 12 Stunden sind auch ein Anfang. Das tägliche Snacken bis in die Nacht und ein reichliches Frühstück morgens früh sind kontraproduktiv.«

Prof. Dr. Schürmann sieht auch in der Individualisierung der Ernährungsmaßnahmen für Diabetiker den Schlüssel für eine gesündere Zukunft: »Wir wissen aus großen Studien zum Beispiel aus der Gruppe von Prof. Häring (Tübingen) oder von Prof. Groop aus Schweden, dass es unterschiedliche Typen von Diabetikern gibt (wahrscheinlich vier bis fünf Subtypen). Ich gehe davon aus, dass sich diese unterschiedlichen Typ-2-Diabetes-Subtypen in der Zukunft nach Blutuntersuchungen anhand bestimmter Biomarker identifizieren lassen und man sie mit unterschiedlichen Lebensstilinterventionen behandeln wird.

Eine Ernährungsumstellung funktioniert immer nur dann, wenn sie für den Patienten praktikabel ist. Dem einen fällt es leichter, über eine Kohlenhydratreduktion eine negative Kalorienbilanz zu erreichen, dem anderen über eine Fettreduktion. Zu beachten sind in diesem Kontext auch die Ergebnisse einer Studie von Prof. Pfeiffer. Diese zeigte, dass durch eine sechswöchige Erhöhung des Proteingehalts in der Diät eine Verbesserung der Stoffwechsellage und eine Abnahme des Leberfetts erzielt wurden.« Prof. Dr. Pfeiffer berichtet: »Es fällt den meisten Menschen leichter, ein paar Kohlenhydrate wegzulassen, wenn sie dafür proteinreich und mit gleichbleibendem Fettgehalt essen. Protein sättigt sehr. Nichtsdestotrotz zeigen meine Erfahrungen aus der Behandlungspraxis, dass auch auf Kohlenhydrate nur sehr ungern verzichtet wird.«

> **Erster Faktencheck Ernährungsempfehlungen**
>
> Aus den Gesprächen mit Experten und aus der derzeitigen Studienlage lässt sich eindeutig ableiten, dass die Empfehlungen zu Gunsten vieler Kohlenhydrate und zu Ungunsten einer Verteilungsvariabilität der Makronährstoffe überholt ist, ebenso wie die Empfehlung, mindestens fünfmal am Tag zu essen.

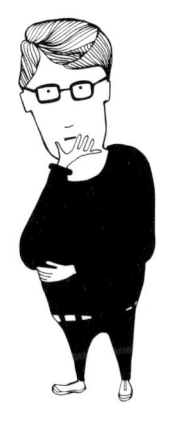

Moderne Insuline und Medikamente – neue Freiheit für ein gesundes, flexibles Leben mit Diabetes?

Die offiziellen Ernährungsempfehlungen stehen auf der einen Seite, auf der anderen Seite stehen die Empfehlungen der Diätassistenten, die diesen meist auch Rechnung tragen. Jeder Mensch, ob mit oder ohne Diabetes, ist bestimmten physischen Gegebenheiten unterworfen und so ist die Chance zuzunehmen, wenn man jeden Tag zusätzlich eine Tüte Chips und eine Tüte Fruchtgummi isst, bei allen sehr groß. Nach den strengen Diabetes-Vorgaben der Vergangenheit samt ihres Haushaltszuckerverbots, haben sich jedoch auf der anderen Seite Empfehlungen für Menschen mit Diabetes vor allem dahingehend verändert, dass prinzipiell »alles« erlaubt ist, nur auf das Maß und die medikamentöse Reaktion komme es an.

So verbreitete sich auch das zunächst wünschenswerte Ziel für die Patienten, viel Individualität und Entscheidungsfreiheit in der Ernährung und dem Lebensstil zu erhalten beziehungsweise in der Therapie anzubieten.

In den letzten zwei Jahrzehnten wurde demnach in der Diabetes-Therapie hinsichtlich der Ernährung zwar mehr Entscheidungsfreiheit angeboten, jedoch war und ist diese, etwa in Diabetikerschulungen, an die Ernährungsempfehlungen von DGE und DDG geknüpft. Das beinhaltet mit Blick auf die DGE-Ernährungspyramide den Rat zu einer kohlenhydratbetonten Ernährung mit restriktiven Vorgaben bei Fett und Protein.

Die »problematischen« Lebensmittel, auf die man allgemein und so auch als Diabetiker ein besonders restriktives Augenmerk legen soll, sind nach DGE tierische Proteinquellen, also auch fettreiche Milchprodukte, des Weiteren Fett im Allgemeinen und Nahrungsmittel mit vielen einfachen Kohlenhydraten. Im Hinblick auf die Entwicklung von Typ-2-Diabetes-Erkrankungen und auf Menschen mit Typ-1-Diabetes hat Dr. Riedl in seiner langjährigen Erfahrung als Mediziner festgestellt, dass dieser Fokus alles andere als zielführend ist. Im Gegenteil, was Menschen mit Typ-1-Diabetes betrifft, berichtet Dr. Riedl, gibt es immer mehr übergewichtige Patienten.

Während man früher oft und teilweise auch heute noch salopp gesagt hört: »Typ-2er haben Gewichtsprobleme, Typ-1er sind eigentlich immer schlank«, stimmt dies zunehmend nicht mehr. Auch Menschen mit Typ-1 leiden zunehmend an Übergewicht und spritzen teilweise sehr hohe Insulinmengen, um ein »normales« Leben, mit reichlich Leckereien, zu führen. Der Kohlenhydratfokus der Diabetes-Empfehlungen trägt indirekt dazu bei, denn: Auch wenn Süßigkeiten in der DGE-Pyramide weit oben auf der Liste stehen und eher zu Vollkornprodukten geraten wird, so sind es doch vor allem Kohlenhydrate, die laut DGE reichlich verzehrt werden können und damit von Laien eher als »gut« und unbedenklich eingestuft werden, während Fett und Eiweiß als eher problematisch gelten. Wer aber an letzteren beiden spart, schlägt eher bei Kohlenhydraten zu, ergo ist mehr Insulin nötig.

Dies wird durch das heutige Nahrungsmittelangebot (siehe Seite 49 ff) verschärft. Ein Beispiel: Folgt man einigen aktuellen Empfehlungen, sind naturbelassene Müslis gesund. Die im naturbelassenen Zustand meist eh schon sehr kohlenhydratreichen Müslis sind häufig mit »Gesundheit und Vitalität« verheißenden Werbeslogans versehen. Tatsächlich werden sie jedoch oft mit Zucker versetzt und sind so nicht selten eine noch größere Kalorienbombe als mancher Schokoriegel.

Hinzu kommt, dass die meisten Menschen sich nur dann an Ernährungsregeln halten können, wenn sie gesättigt und geschmacklich »befriedigt« sind. Dies ist relativ schwierig mit einer protein- und fettarmen Ernährung, denn Fett ist ein entscheidender Geschmacksträger von Nahrung und Proteine haben eine sehr sättigende Wirkung.

Insbesondere bei einem Menschen mit Typ-1-Diabetes sollten ungesundes Übergewicht und Insulinresistenz dringend vermieden werden, diese werden aber durch eine sehr kohlenhydratreiche Ernährung begünstigt, denn Insulin, das dafür vermehrt benötigt wird, ist ein anaboles Hormon. Es sorgt für Wachstum und begünstigt die Fetteinlagerung.

Aus heutiger Sicht ist es nicht mehr nachvollziehbar, warum eine Ernährung, die sehr viel Insulin zur Verstoffwechslung benötigt, als die gesunde empfohlen wird.

Dr. Riedl sagt: »Man kann als Richtwert von einem Insulinbedarf von 1 bis maximal 1,5 Einheiten Insulin pro Gramm Körpergewicht ausgehen, das sich bei einem Menschen mit Typ-1-Diabetes in etwa 50 Prozent lang wirkende Insulinanaloga und 50 Prozent kurz wirkendes Mahlzeiteninsulin aufteilt. Hierbei handelt es sich jedoch um Maximalwerte, wer darunter bleibt – vor allem bei den Mahlzeiteninsulinen – hat es leichter, Unterzuckerungen und eine Gewichtszunahme zu vermeiden. Eine Dosierung darüber deutet auf eine Insulinresistenz und eine mögliche Überdosierung von Kohlenhydraten hin.«

Dr. Richard K. Bernstein aus den USA, der selbst seit über 70 Jahren Typ-1-Diabetiker ist, bezieht sich auf Ausführungen des Arztes Philip Felig, nach denen die durchschnittliche Insulineinheitenproduktion eines gesunden, normalgewichtigen Menschen unter 30 iE (Insulineinheiten) betragen kann. Er selbst bleibt seit mehreren Jahrzehnten darunter. Dadurch gestaltet sich sein Alltag meistens unter- und überzuckerungsfrei (mehr über Dr. Bernstein auf Seite 99).

Das Problem häufiger Unterzuckerungen kennen viele Menschen mit Typ-1-Diabetes und vor allem solche Typ-2er, die zur Blutzuckersenkung Insulin und Medikamente benötigen. Je kohlenhydratreicher die Mahlzeit, desto schneller rutscht man später in eine Unterzuckerung ab. Dies liegt darin begründet, dass trotz der mittlerweile hoch entwickelten Analoginsuline eine genaue Anpassung an die aufgenommenen blutzuckerrelevanten Kohlenhydrate kaum möglich ist.

Betroffene wissen nur zu gut, dass schon kleine Änderungen – vom Stimmungswechsel über Stress bis hin zu plötzlicher ungeplanter körperlicher Aktivität – den Insulinbedarf bzw. die Insulinverwertung beeinflussen. Je mehr kurz wirkendes Insulin zugeführt wird, desto stärker sind auch eventuelle Auswirkungen bei einer nicht optimalen Dosierung zu erwarten. Eine für die meisten Betroffenen »nervige« extra »Sport-BE«, wenn man sich nachmittags sportlich betätigen möchte, ist nach einer kohlenhydratreichen Mahlzeit mit viel gespritztem Insulin nicht selten nötig. Zusätzlich notwendige Interventionen gelten auch hinsichtlich der Gefahren einer möglichen Hyperglykämie (Überzuckerung) nach einer großen Menge aufgenommener Kohlenhydrate. Steht man etwa unter starkem Stress oder lässt eine geplante Aktivität aus, so kann der Blutzucker stärker ansteigen. Die Wirkungen sind bei jedem Menschen individuell.

Je mehr man durch viele verzehrte Broteinheiten/Kohlenhydrateinheiten den Kohlenhydratstoffwechsel fordert und extern durch Insulinzugaben steuern muss, desto höher ist die Gefahr von Entgleisungen des Blutzuckers nach oben und unten.

Es steht daher immer noch die Frage im Raum, warum Diabetiker, deren Physis vornehmlich damit Probleme hat, Kohlenhydrate zu verstoffwechseln, ausgerechnet diesen Makronährstoff am meisten zu sich nehmen sollen. Warum nicht ebendiesen reduzieren zugunsten von Eiweiß und Fett? Eine Frage, die sich gewiss schon viele Diabetiker gestellt haben. Warum also nicht versuchen, Medikamente und/oder Insulininjektionen zu vermeiden/verringern, indem man die Kohlenhydratmenge der Ernährung maßgeblich verringert?

Argumente, die dort ansetzen, dass bei Fett und Proteinen noch mehr Vorsicht geboten sei und daher den Kohlenhydraten der Vorzug gegeben werden müsse, gilt es genauer zu prüfen. Prof. Dr. Müssig sieht das Problem bei einer Kohlenhydratreduzierung auf mehreren Ebenen. Da dem Menschen »eben nur diese drei Makronährstoffe zur Verfügung stehen«, bleibt nicht viel Raum für Variationen, um sie sinnvoll einzusetzen, und Menschen greifen dadurch vermehrt zu gesättigten Fettsäuren, wenn sie Kohlenhydrate reduzieren.

An diesem Punkt wird es interessant. Gesättigte Fettsäuren zählten seit jeher zu den ungesunden Fetten. Aber stimmt das? Muss man Fett allgemein restriktiv in der Ernährung behandeln? Und ist es tatsächlich so, dass die Einsparung von Kohlenhydraten schnell eine Überversorgung mit gesättigten Fettsäuren begünstigt?

Fett

Viele Experten gehen davon aus, dass gesättigte Fette ungesund sind und z. B. das Risiko für Herzerkrankungen erhöhen. Prof. Dr. Schürmann verweist in diesem Kontext auf epidemiologische Studien und Beobachtungen aus Tierexperimenten mit Mäusen. Andere Experten erkennen jedoch im Verzehr gesättigter Fette **keinen** Nachteil für die Gesundheit, wenn er vermehrt, jedoch nicht obsessiv stattfindet. Unter den gesättigten Fettsäuren ist dabei zu unterscheiden zwischen jenen aus tierischem Fett, wie Fleisch und Geflügel – und ob es Fett von rotem oder weißem Fleisch oder Fisch ist –, und jenen aus tierischen Produkten, wie etwa Milch oder Butter. Auch in pflanzlichen Produkten wie Kokos- und Palmfett können viele gesättigte Fettsäuren enthalten sein.

Prof. Dr. Worm sagt hierzu: »In den meisten Lebensmitteln, die gesättigte Fettsäuren enthalten, kommen auch viele andere Fettsäuren vor – sogar in wesentlich höherem Maße. Es kommt auf das Fettsäurenverhältnis an, das wir durch optimalerweise natürliche Nahrungsmittel zu uns nehmen.« Die Studienlage beim Menschen zur Schädlichkeit einer erhöhten Zufuhr gesättigter Fettsäuren besteht laut Prof. Dr. Worm aus Langzeitbeobachtungs- sowie randomisiert-kontrollierten Studien und aus jeweils daraus angefertigten Meta-Analysen: »Die Menschen, die öfter gesättigte Fettsäuren verzehren, werden vermehrt nicht selten von einem bestimmten Ernährungstyp repräsentiert. Nämlich von einem solchen, der auch öfter zu verarbeiteten Wurstwaren, Pommes und Chips greift. Die Ursache für ein erhöhtes Aufkommen der koronaren Herzkrankheit oder auch mancher Krebsformen sehe ich weder in dem Konsum roten Fleisches noch in der vermehrten Aufnahme gesättigter Fette begründet.«

Prof. Dr. Worm nimmt in diesem Kontext auch Bezug auf das Milchfett, dass relativ viele gesättigte Fettsäuren enthält: »Studien belegen, dass der Konsum von Milchprodukten, also auch Butter, kein Risiko darstellt, sondern sogar protektiv ist in Bezug auf Erkrankungen, die dem vermehrten Konsum von gesättigten Fetten zugeschrieben werden. Ich gehe vielmehr davon aus, das eine maßvolle kalorienbedarfsgerechte Ernährung mit natürlichen Lebensmitteln auch hinsichtlich gesättigter Fettsäuren unproblematisch und gesund ist.«

Fest steht, dass eine anhaltende Überernährung zu einer Gewichtszunahme führt. In den meisten Fällen ist solch eine Überernährung samt ihrer Folgen für die Gesundheit nicht durch einen Überfluss natürlicher Lebensmittel herbeigeführt worden. Vielmehr sind es stark verarbeitete Nahrungsmittel (Weißmehlprodukte, künstlich aromatisierte, zusätzlich gezuckerte und stark gesalzene Produkte sowie Produkte mit hohem Anteil an Trans-Fettsäuren durch industrielle Teilhärtung) und Bewegungsmangel, die den Löwenanteil am Übergewicht der Bevölkerung verursachen. Prof. Dr. Worm ergänzt: »Übrigens bemisst sich die mögliche Schädlichkeit von einzelnen Nahrungsmitteln auch stets an den allgemeinen Ernährungsgewohnheiten. Nehmen Sie zum

Beispiel eine ketogene Ernährung[19], hier gibt es keine Hinweise auf eine negative Wirkung gesättigter Fettsäuren, die entstehen eher in Verbindung von vielen Kohlenhydraten mit viel gesättigtem Fett.«

Ungesättigte Fettsäuren, wie sie in den meisten Pflanzenölen und vielen Nusssorten enthalten sind, stehen übrigens kaum in der Kritik (Pflanzenöle gelten dennoch bei der DGE immer noch als stark restriktiv zu genießendes Nahrungsmittel).[20] Ihr protektiver Gesundheitsnutzen gilt gemeinhin als belegt. Selbst wenn man also bei gesättigten Fettsäuren etwas zurückhaltender ist, könnte man demnach reichlich ungesättigte Fette essen. Dennoch wird eine fettbetonte Ernährung von Ärzten selten empfohlen.

Vor Empfehlungen zur Ernährung und im Besonderen dazu, Fett als Ersatz für Kohlenhydrate nur hinsichtlich ungesättigter Fette reichlicher verzehren zu können, schrecken viele Ärzte, wie u.a. Interviews für *Diabetes ist heilbar* zeigten, zurück. Ein entscheidender Grund dafür sei, dass die Erfahrung zeige, dass Menschen mit Diabetes bei einem Verzicht auf Kohlenhydrate vermehrt zu allen Fetten – vor allem gesättigten Fettsäuren – greifen würden und ihnen damit die notwendige »Compliance« (hiermit ist die Therapietreue des Patienten, sprich seine Mitwirkung und Befolgung der Therapieempfehlungen gemeint) fehle. Prof. Dr. Müssig weiß um die Tatsache, dass die DDG »Low-Carb« für Menschen mit Diabetes in den noch bis 2015 gültigen Leitlinien zwar nicht empfiehlt, dies bedeute aber nicht, dass »Low-Carb« für einen Patienten mit Diabetes ungesund sei. Mit Hinweis auf die DDG-Empfehlung sagte er 2015 in einem Interview[21] für die Zeitschrift »diabetesLIVING«: »Aktuelle Studien geben Anlass zu der Annahme, dass bei einem sehr bewussten Einsatz von unge-

---

19 eine Ernährung, die so weit auf Kohlenhydrate verzichtet, dass der Energiestoffwechsel primär über Fett und damit in dieser Hinsicht ohne Insulin abläuft

20 z. B. hier: http://www.dge.de/ernaehrungspraxis/vollwertige-ernaehrung/ernaehrungskreis/, zuletzt eingesehen am 02.11.2017

21 Interview für meinen Artikel »Low Carb anstatt Low Fat - Gesund und sinnvoll auch bei Diabetes«

sättigten Fettsäuren und pflanzlichen Proteinen in der aufgenommenen Nahrung eine kohlenhydratreduzierte – sie aber nicht ganz aussparende – Kost einen Mehrwert in der Diabetes-Therapie darstellen kann. Es bedarf hierfür allerdings viel Disziplin und einer hohen *Compliance*. Liegt diese nicht vor und werden vermehrt gesättigte Fettsäuren konsumiert, so kann die Kohlenhydratreduzierung schnell mittelbar negativ wirken und es können sich z. B. LDL-Cholesterinwerte verschlechtern. Hier gilt es zu bedenken, dass etwa 80 Prozent aller Patienten mit Typ-2-Diabetes übergewichtig sind und häufig eine Fettstoffwechselstörung sowie erhöhte Cholesterinwerte haben. Ganz abgesehen davon sollte man Kohlenhydrate nicht verteufeln. Dem Körper muss Glukose zur Verfügung stehen, da sie den wichtigsten Energielieferanten für das Gehirn darstellt.«

Was aber, wenn gesättigte Fettsäuren die LDL-Cholesterin-Werte (mit LDL-Cholesterin ist das »ungesunde Cholesterin« gemeint, das in einer »kleinen« Form, Typ B, unter anderem Herzinfarkte begünstigen kann) gar nicht in einer Weise erhöhen, die diese negativen Folgen hat? Und vielmehr noch: wenn die womöglich viel schädlichere Wirkung von Zucker für die Entstehung von Herz-Kreislauf-Erkrankungen in der Vergangenheit schlicht und ergreifend verschwiegen wurde?

Was wie eine Verschwörungstheorie klingt, ist bittere Realität: Neue Erkenntnisse belegen, dass die damaligen Forscher bei wichtigen Studien in den USA in den 1960er Jahren zur Entstehung von Herzerkrankungen durch Fehlernährung die Wirkungen einer sehr kohlenhydrat-/zuckerhaltigen Ernährung verschwiegen. Hintergrund dessen ist, dass damals Gelder von Lebensmittelherstellern sehr kohlenhydratreicher Nahrungsmittel (z. B. Zerealien und Limonade) bei der Finanzierung der Studien flossen.[22]

Die amerikanischen »Guidelines« (Richlinien) rieten daraufhin zu Kohlenhydraten in der Ernährung und propagierten starke Fettrestrik-

---

[22] Artikel bei Jama Internal Medicine: Cristin E. Kearns, DDS, MBA; Laura A. Schmidt, PhD, MSW, MPH; Stanton A. Glantz, PhD: »Sugar Industry and Coronary Heart Disease Research, A Historical Analysis of Internal Industry Documents«, Downloaded From: http://jamanetwork.com/ by Richard Bernstein on 10/16/2016

tionen, »Low Fat«. Sowohl Prof. Dr. Stephan Martin, Prof. Dr. Nicolai Worm als auch Dr. Richard K. Bernstein beziehen diese Veröffentlichung in ihre kritische Argumentation hinsichtlich des Kohlenhydratfokus mit ein.

In den Köpfen der meisten Menschen hat sich fettreiche Nahrung als ungesunder Dickmacher durchgesetzt – bis heute.

Doch dickmachend und ungesund scheint nach Sichtung der Studienlage vielmehr der Zuckerüberschuss zu sein. »Die Tatsache, dass trotz der weit verbreiteten ‚Low-Fat, High-Carb'-Empfehlungen die westlichen Gesellschaften immer fetter werden, spricht eindeutig dafür, dass dies die genau falschen Empfehlungen sind«, stellt Prof. Dr. Worm fest.

Auch Prof. Dr. Hauner kommt hinsichtlich der Studienlage zu dem Schluss, dass sich die Schädlichkeit gesättigter Fette »nicht hart beweisen lässt. Es ist auch eine individuelle Frage. Nicht jeder Körper und somit auch Stoffwechsel reagiert gleich auf zugeführte Nährstoffe. Aus meiner Erfahrung würde ich derzeit davon Ausgehen, dass eine an gesättigten Fetten reiche Ernährung bei einigen die Erhöhung der LDL-Cholesterin-Werte begünstigt haben kann, bei anderen wiederum nicht.«

Wie ist also die Faktenlage in Sachen Fett allgemein und hinsichtlich seiner unterstellten Gesundheitsschädlichkeit?

Fett gilt in den meisten Köpfen als Cholesterintreiber und eine fettarme Ernährung als protektiv, etwa für Arteriosklerose. Die Restriktionen der Ernährungsempfehlungen bei Fett lassen sich besonders darauf zurückführen. Prof. Dr. Pfeiffer, der gesättigten – jedoch nicht einfach und mehrfach ungesättigten – Fetten kritisch gegenübersteht weiß: »Der Kohlenhydratfokus, wie ihn auch die DGE noch propagiert, geht auf alte Annahmen über Cholesterin zurück. Begründet ist dieser Fokus nach heutigem Kenntnisstand jedenfalls nicht mehr.«

Bei einem genauerem Blick auf den derzeitigen Kenntnisstand in Sachen Cholesterin erklärt sich dies.

Kleine Cholesterinkunde

Um das Entstehen eines zu hohen Maßes an schädlichem LDL-Cholesterin des Typs B zu erkennen, weiß man mittlerweile, dass man zunächst auf die sogenannten *Triglyceride* schauen muss.

Triglyceride sind Fette, die in etwa 90 Prozent der Nahrungsfette und damit am häufigsten vorkommen. Der Körper kann darüber hinaus Triglyceride auch selbst herstellen, und zwar aus Alkohol und aufgenommenen Kohlenhydraten. Stark erhöhte Triglyceridwerte beeinträchtigen den Fettstoffwechsel und somit auch die Anteile des Cholesterins im Blut.

Doch was sind HDL (das »gute«) und LDL (das »schlechte«) Cholesterin eigentlich? Es sind sogenannte Lipoproteine. HDL steht für »High-density Lipoprotein«, Lipoproteine mit einer hohen Dichte, und LDL für »Low-density Lipoprotein«, Lipoproteine mit einer niedrigen Dichte.

Lipoproteine haben im Blut eine Transportfunktion. Die Leber bindet Cholesterin an HDL und LDL, dann HDL- und LDL-Cholesterin genannt, damit es im Brutkreislauf beweglich ist. Dies geschieht durch die in Leberstoffwechselprozessen entstandenen LDL- und HDL-Partikel, die in ihrer Größe variieren. **Die Größe der Partikel ist entscheidend für ihre potenzielle Schädlichkeit.**

Wenn die LDL-Partikel besonders klein sind, können sie zum Beispiel durch Gefäßwände dringen und verbleiben länger im Blut. Das Risiko hierfür erhöht sich, je kleiner die Partikel sind. Man unterscheidet in LDL-Partikel des Typs A (die größeren) und LDL-Partikel des Typs B (die kleineren).

Brisant für den Körper wird es, wenn zu viel des sogenannten VLDL (»Very Low-density Lipoprotein«), des Lipoproteins mit einer sehr niedrigen Dichte, vorliegt. Die VLDL-Partikel werden ebenfalls durch Umwandlungsprozesse in der Leber gebildet, und zwar auch aus Triglyceriden. Gleichermaßen transportiert VLDL die Triglyceride zu weiteren Stoffwechselprozessen – eine erst mal positive Funktion, da somit Energie für die Prozesse bereitgestellt wird.

Wenn VLDL-Partikel (die verhältnismäßig groß sind) nun im Blutstrom auf LDL- und HDL-Cholesterin treffen, werden die vom VLDL transportieren Triglyceride unter anderem von dem LDL angenommen. Dafür gibt das LDL zum Teil das transportierte Cholesterin ab. Die Triglyceride befinden sich nun am LDL und werden im Zuge weiterer komplexer molekularphysiologischer Prozesse später wieder ins Blut abgegeben. Der LDL-Partikel wird damit noch kleiner und jetzt erst richtig gefährlich.

Wichtig: Dieser Austauschprozess erfolgt umso stärker, je geringer der Anteil der HDL-Teilchen im Blut ist.

Zusammengefasst bedeutet das:

Wenn viele Triglyceride in der Leber vorliegen, stellt diese viele VLDL-Partikel zum Abtransport der Triglyceride her. VLDL-Partikel wiederum initiieren, wenn sie auf LDL-Partikel treffen, einen Austausch von Triglyceriden gegen Cholesterin. Die LDL-Partikel verlieren im weiteren Verlauf die neue Ladung der Triglyceride wieder und werden dadurch zu kleinen LDL-Partikeln des Typs B und damit gefährlich, da sie in die Gefäßwände eindringen können und zu Arteriosklerose führen können.

Um diesen Prozess aufzuhalten, bedarf es also einer Verringerung des VLDLs und dessen Triglyceridgehalts, damit der Austausch von Cholesterin des LDLs mit den Triglyceriden des VLDLs nicht in schädlichen Ausmaßen stattfinden kann. Die Empfehlung, weniger Fett zu essen, liegt oberflächlich betrachtet nahe und wird seit Langem propagiert, insbesondere zu der Zeit, als der Cholesterinspiegel noch als Indikator für ein Risiko der Arterienverkalkung herangezogen wurde. Dieser Wert wird aber mit Blick auf die aktuelle Studienlage seiner zugewiesenen Aussagekraft nicht gerecht, denn: **Nicht die Konzentration des Cholesterins ist entscheidend, sondern die Menge des kleinen LDLs vom Typ B.**

Wird nun als therapeutische Empfehlung weniger Fett konsumiert, sinkt nicht nur das LDL-Cholesterin, sondern auch das HDL-Cholesterin, der wichtige Ausgleichsfaktor, um die Bildung des LDLs des Typs B als eine Art Gegenpol zu kontrollieren.

Isst man hingegen mehr Fett, wird die körpereigene Produktion von Triglyceriden tendenziell verringert. Die aktuelle Studienlage weist darauf hin, dass die aufgenommenen Fette den Triglyceridhaushalt ansonsten wenig beeinflussen – hier scheint auch die individuelle Stoffwechseltypfrage, die Prof. Dr. Hauner erwähnt hat, ins Spiel zu kommen. Die Nutrigenetik, welche die Verbindung von Ernährung und erblichen Merkmalen untersucht, wird in Zukunft wohl ebenfalls mehr Aufschluss darüber geben, welcher Typ wie auf Fette, Proteine und Kohlenhydrate reagiert. Entscheidender als aufgenommenes Fett scheint die eigene Triglyceridsynthese zu sein, wenn es um erhöhte Triglyeridwerte im Blut geht.

Und wieder wird es spannend, denn diese Synthese wird maßgeblich durch Kohlenhydrate in Gang gesetzt. Ein weiterer Triglyceridtreiber ist Alkohol.

Das durch die Kohlenhydrataufnahme benötigte Insulin initiiert die Fettsäuresynthese in der Leber. Diese sogenannte Lipogenese wandelt Glukose, die aus Kohlenhydraten gewonnen wurde, in Triglyceride um und diese werden dann ins Blut transportiert.

Je höher die Kohlenhydratzufuhr und der Insulinspiegel, desto mehr Triglyceride werden so freigesetzt.

Ist eine fettreichere Ernährung ungesund?

Das klingt ganz danach, als sei das Cholesterin gar nicht wirklich das Problem. Dem ist tatsächlich so. Es ist jedoch ein einfach feststellbarer Wert, der einige Rückschlüsse auf die das Cholesterin transportierenden Lipoproteine HDL und LDL zulässt. Aufschlussreicher für die Einordnung individueller Gesundheitsrisiken ist der Triglyceridspiegel (der, wie wir gesehen haben durch viele Kohlenhydrate in der Ernährung erhöht wird) im Blut sowie die Mengen des VLDLs und des LDLs vom Typ B. Prof. Dr. Pfeiffer berichtet, dass »als Marker auch vom ‚Nicht-HDL-Cholesterin' gesprochen wird, da es selbst beim HDL mittlerweile Erkenntnisse dazu gibt, dass es nicht in jedem Falle gut ist.«

Ernährungsempfehlungen bei schlechten Cholesterinwerten hießen und heißen bis heute meist: eine fettarme Ernährung, die reich an langkettigen Kohlenhydraten ist. Doch es gibt noch mehr stichhaltige Argumente dafür, dass eben dies der falsche Weg ist. So haben etwa Experten der Stanford University in den Vereinigten Staaten in der ausschließlich mit weiblichen Probandinnen durchgeführten »A to Z Study« herausgefunden, dass eine stark kohlenhydratreduzierte Diät mit reichlich Fett und Proteinen bei der Betrachtung in Intervallen von bis zu einem Jahr, den Studienteilnehmerinnen nicht nur den meisten Gewichtsverlust einbrachte, sondern auch den stärksten Abbau von Triglyceriden im Blut. Die Experten schließen daraus, dass eine Low-Carb-Diät mindestens ebenso vielversprechend in Sachen Gewichtsverlust ist, wie es andere Diäten sein können, und dass von keinen unmittelbaren Negativeffekten durch die vermehrte Fettaufnahme auszugehen sei. Die Probandinnen in der Studie verzehrten sowohl reichlich ungesättigte als auch gesättigte Fettsäuren.[23]

Hier findet sich ein weiterer Hinweis für die These, dass das Verhältnis der Fettsäuren und anderer Nährstoffe zueinander entscheidend dafür ist, ob eine fettreiche Ernährung einen protektiven oder schädlichen Nutzen hat, anstatt nur die verzehrte Menge der gesättigten Fettsäuren für sich betrachtet.

---

[23] Comparison of the Atkins, Zone, Ornish and LEARN Diets for Change in Weight and Related Risk Factors Among Overweight Premenopausal Women; The A to Z Weight Loss Study: A Randomized Trial

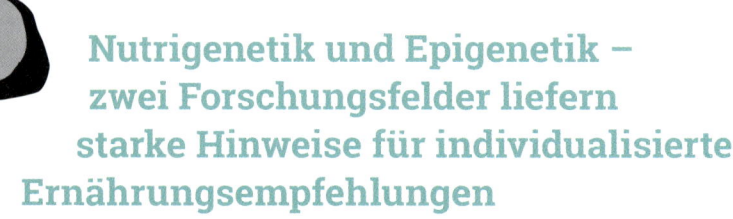

Nutrigenetik und Epigenetik – zwei Forschungsfelder liefern starke Hinweise für individualisierte Ernährungsempfehlungen

Eine spannende Forschungsperspektive zeigen die Thesen für eine Folgestudie der Stanford University. Ein führender Kopf dieser Studie und des »Stanford Prevention and Research Center«, Prof. Dr. Christopher Gardner, geht nicht von einer perfekten Diät für alle aus, sondern von genetischen Prädispositionen, die den einen Menschen empfänglicher für den Erfolg einer kohlenhydratarmen und den anderen für den Erfolg einer fettarmen Diät machen.

In einem Interview aus dem Jahr 2014 mit Nicola Lana, die eine englischsprachige Gesundheits-Website betreibt, sagte Prof. Dr. Gardner über seine Studienergebnisse, dass er bis zum Zeitpunkt der Auswertung der Studie stets davon ausging, dass eine fettarme Diät der Weg zum Ziel sei, bis er herausfand, dass die kohlenhydratreduzierten Diäten erfolgreicher waren.[24]

Besonders interessant dabei ist, dass Gardner selbst vegetarisch, teils sogar vegan lebt und einer fett- und proteinreichen Ernährung nach eigenen Angaben seit jeher kritisch gegenübersteht. Durch die Studienergebnisse musste er auch seine eigenen Überzeugungen überprüfen. Eine vegane Ernährung, die auf sämtliche tierischen Eiweiße und Fette verzichtet, ist nämlich meist kohlenhydratreich. Vegan und kohlenhydratarm ist zwar möglich, aber schränkt den vegan lebenden Menschen stark in seiner Nahrungsmittelauswahl ein. In den Ergebnissen der Studie erkannte Prof. Dr. Gardner jedoch auch, dass der Erfolg in den einzelnen untersuchten Diätgruppen teils sehr stark variierte. Während einige viele Kilos verloren, scheiterten andere oder verloren kaum Gewicht. Das galt für alle Gruppen. Daher geht er davon aus, dass es eine individuelle Frage ist, welche Diät den Einzelnen zum Erfolg führt.

---

24 http://nicolelana.com/weight-loss-study-interview-dr-christopher-gardner-part-1/, zuletzt eingesehen am 28.08.2017

Sollte dem wirklich so sein, wirft dies wichtige Fragen für zukünftige Ernährungsempfehlungen auf (mehr dazu auch ab Seite 106). Prof. Gardner kommt im Hinblick auf Menschen mit Insulinresistenz und Typ-2-Diabetes zu dem Schluss, dass hier eine Low-Carb-Diät mehr Gesundheitsvorteile hat und erfolgversprechender ist. Da eine bei Typ-2-Diabetes vorliegende Insulinresistenz durch eine vermehrte Kohlenhydrataufnahme weiter forciert wird, ist seiner Auffassung nach eine Low-Carb-Diät vorteilhafter. Er geht allerdings davon aus, dass Menschen ohne Insulinresistenz, die Gewicht verlieren wollen, bei einer fettreduzierten Diät mehr Erfolg haben können. Seine Annahmen sieht er stets unter den noch weiter zu untersuchenden individuellen, womöglich auch genetischen Faktoren, die eine physiologische und persönliche Präferenz in Diäten beeinflussen können.[25]

Genetische Faktoren für die individuelle Verträglichkeit von Makronährstoffen erhalten auch im Forschungs-Mainstream zunehmend Relevanz. In den als »Nutrigenetik« oder auch im weiteren Sinn »Epigenetik« bekannten Forschungsfeldern wird versucht herauszufinden, inwiefern unsere Gene dafür verantwortlich sind, wie wir auf unterschiedliche Nahrungsmittel und somit auch Ernährungsgewohnheiten sowie Diäten reagieren. Im Bereich der Epigenetik wird dabei auch untersucht, wie Verhaltensweisen oder Umwelteinflüsse Genaktivitäten auslösen. Die Erkenntnisse von Prof. Dr. Schürmann und Prof. Dr. Hauner sowie anderer Wissenschaftler stützen die Annahme, dass genetische Faktoren und epigenetische Veränderungen relevant sind für die individuell unterschiedlich optimale Nährstoffaufnahme.

Sollten sich die Fakten und daraus folgenden Vermutungen von Prof. Dr. Gardner sowie die Annahmen angesichts bisheriger Ergebnisse der Nutrigenetik- und Epigenetik-Forschung erhärten, ist dies ein weiteres starkes Argument für ein radikales Umdenken hinsichtlich der weiterhin verbreiteten Ernährungsempfehlungen in Deutschland, die Kohlenhydraten – auch bei Typ-2-Diabetes – immer noch den Vorzug geben. Statt dessen sollten die Makronährstoffvorgaben als etwas angesehen werden, das individueller angepasst werden kann.

---

[25] http://nicolelana.com/insulin-resistance-why-you-cant-drop-body-fat-for-good/, zuletzt eingesehen am 28.08.2017

Und nicht nur eine Individualisierung ist gefragt, sondern auch eine Abwendung von Kohlenhydraten als den am meisten zu verzehrenden Makronährstoff. Viele der für *Diabetes ist heilbar* befragten Experten fordern dieses Umdenken bereits jetzt, da sie die Studienlage als eindeutig erkennen und aus ihrer eigenen Behandlungspraxis wissen, was auch der folgende Faktencheck ergibt.

ZWEITER FAKTENCHECK ERNÄHRUNGSEMPFEHLUNGEN

Eine fett- und proteinreiche Ernährung, die ein ausgewogenes Verhältnis von Omega-3- zu Omega-6-Fettsäuren (siehe Infokasten rechts) wahrt und dabei Kohlenhydrate entscheidend reduziert, bringt einen langfristigen Mehrwert bei der Behandlung von Diabetes und Typ-2-Diabetes-Risikofaktoren, wie zum Beispiel Übergewicht und Fettleber, und kann zudem die Einstellung eines Typ-1-Diabetes entscheidend erleichtern und Blutzuckerschwankungen minimieren.

Das Argument, die Patienten würden als Ersatz zu Kohlenhydraten eine ungesündere Ernährung wählen, ist nicht per se haltbar. Vielmehr zeigten die Untersuchungen für die Proteinempfehlungen der DDG unter der Leitung von Prof. Dr. Pfeiffer, dass eine gesunde proteinreiche Ernährung mit weniger Kohlenhydraten möglich war. Die Patienten wiesen laut Bericht auch eine hohe Compliance auf, da sie ernährungstherapeutisch betreut wurden.

Omega-3- und Omega-6-Fettsäuren

Essenziellen Fettsäuren sind mit verantwortlich für lebenswichtige Prozesse in unserem Organismus und müssen daher unbedingt zugeführt werden. Sie kommen sowohl in der Gruppe der Omega-3- als auch in der Gruppe der Omega-6-Fettsäuren vor. Beide sind Bausteine für andere Fettsäuren im Körper und wichtig für weitere physiologische Vorgänge.

Vereinfacht gesagt, haben Omega-3-Fettsäuren eine entzündungshemmende, Omega-6-Fettsäuren eine entzündungsfördernde Wirkung. Wichtig dabei ist, zu wissen: Entzündungen sind, wenn sie akut auftreten, z. B. im Fall einer Verletzung, eine Heilfunktion des Körpers und positiv zu bewerten. Chronische Entzündungen hingegen bergen Gefahren, wie etwa chronisch entzündete Fettzellen, die insulinresistent werden.

Es ist daher auch nahezu unmöglich, Omega-3- und Omega-6-Fettsäuren separat zu betrachten. Wie gesund oder ungesund die Omega-3- bzw. -6-Aufnahme ist, hängt vom Verhältnis der Fettsäuretypen zueinander ab. Das »Omega-6-zu-Omega-3-Fettsäuren-Verhältnis« wird in einem Bereich von 1:1 bis 5:1 als günstig eingestuft. Liegt es darüber, steigen die Gefahren, u.a. für entzündliche Erkrankungen.

In unserer heutigen Gesellschaft liegt das Verhältnis von Omega-6 zu Omega-3 teilweise bei 15:1 und höher. Tabellen über das Omega-Fettsäuren-Verhältnis geben Aufschluss über günstigere Ernährungsstile, aber Vorsicht: Tierische Nahrungsmittel, die naturgemäß einen hohen Omega-3-Gehalt haben, können durch nicht artgerechte Ernährung der Nutztiere reicher an Omega-6-Fettsäuren werden und dadurch ein schlechteres Verhältnis der Fettsäureverteilung aufweisen, als es bei artgerecht gehaltenen Tieren der Fall ist. Prof. Dr. Pfeiffer ergänzt: »Omega-6-Fettsäuren sind durchaus günstige Fettsäuren, die in vielen Pflanzenölen, außer Palm- und Kokosöl, vorkommen. Man sollte wegen eines benötigten Verhältnisses zu den Omega-3-Fettsäuren nicht fälschlicherweise davon ausgehen, es handle sich bei Omega-6 um schlechtere Fettsäuren.«

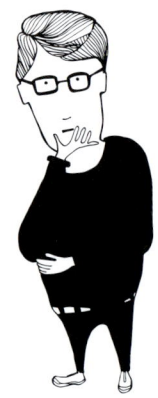

Der erstaunliche Status quo der Ernährungsempfehlungen

Die »Evidenzbasierten Ernährungsempfehlungen zur Behandlung und Prävention des Diabetes mellitus«, die von der DDG, DGE, DAG (Deutschen Gesellschaft für Adipositas) und der DGEM (Deutschen Gesellschaft für Ernährungsmedizin)[26] verfasst wurden und immer noch für jeden abrufbar auf den Seiten der DDG verfügbar sind, geben an, dass 45 bis 60 Prozent der Gesamtenergie in der täglichen Ernährung aus Kohlenhydraten bestehen sollten. Diese sollten vor allem einen niedrigen glykämischen Index und eine hohe Ballaststoffdichte aufweisen. Die positive Wirkung der einfach und mehrfach ungesättigten Fettsäuren auf den Organismus werden in den Empfehlungen auch anerkannt. Es wird darauf hingewiesen, dass Positivwirkungen hinsichtlich der Serumlipide (Blutfettwerte) vorkommen können, wenn eine Kost mit vielen stärkehaltigen Kohlenhydraten gegen eine Kost mit mehr einfach und mehrfach ungesättigten Fettsäuren ausgetauscht wird. Dennoch bleibt es bei den Nährstoffempfehlungen generell bei einer von Kohlenhydraten dominierten Kost.

---

26 https://www.deutsche-diabetes-gesellschaft.de/fileadmin/Redakteur/Leitlinien/Evidenzbasierte_Leitlinien/057-001_S2_Ernaehrungsempfehlungen_zur_Behandlung_und_Praevention_des_Diabetes_mellitus_06-2010_06-2015.pdf, zuletzt eingesehen am 02.07.2017

Die Befragungen der mit der DDG verbundenen Experten Prof. Dr. Schürmann und Prof. Dr. Pfeiffer haben jedoch, wie bereits erwähnt, ergeben, dass die Empfehlungen überholt sind. Viele Kohlenhydrate müssen nicht sein, denn vor allem hinsichtlich der ehemals befürchteten Negativwirkungen von Proteinen konnten aktuellere Studien Entwarnung geben. Die sogar protektive Wirkung von ungesättigten Fetten (besonders jenen aus Olivenöl) vor z. B. koronaren Herzkrankheiten und Krebs konnten überdies Studien, vor allem die PREDIMED-Studie,[27] darlegen. Probanden, die auf Nüsse und eine olivenölbetonte Ernährung verzichteten und stattdessen auf viele Kohlenhydrate setzten, schnitten gesundheitlich entschieden schlechter ab. »Die Studie wurde sogar abgebrochen, um alle Probanden von den Vorteilen der Olivenöl- und Nussgruppe profitieren zu lassen«, ergänzt Prof. Dr. Worm. Der gesundheitliche Nutzen ungesättigter Fettsäuren mit Verweis auf die Studie wurde auch von Prof. Dr. Pfeiffer und Prof. Dr. Martin angeführt.

Die Empfehlung zu einer kohlenhydratbetonten Kost steht dennoch dominant im Raum der sowohl präventiven Ernährungs- »sowie auch in weiten Teilen der Diabetes-Therapie«, berichtet Dr. Riedl. »Das gilt auch für Menschen mit Prädiabetes und Typ-2-Diabetes, obwohl die aktuelle Faktenlage diese Forderungen absolut nicht stützt.«

Prof. Dr. Müssig sagt zunächst im Hinblick auf Menschen mit Typ-1-Diabetes: »Im Prinzip können wie bei einem stoffwechselgesunden Menschen in definierten Bereichen Fett und Kohlenhydrate variabel konsumiert werden. Bei dem dyslipidämischen Patienten mit Typ-2-Diabetes ist hier mehr Vorsicht geboten«. Prof. Dr. Müssig geht davon aus, dass Menschen mit einer Fettstoffwechselstörung (Dyslipidämie) von einer fettreicheren Kost nicht profitieren würden. Er räumt jedoch ein, dass adipösen Patienten mit Typ-2-Diabetes mit diabetischer Dyslipidämie – einer diabetesassoziierten Fettstoffwechselstörung – kohlenhydratarme »Gemüsetage« helfen können, die Insulinresistenz zu durchbrechen.

---

27 http://www.nejm.org/doi/full/10.1056/NEJMoa1200303#t=abstract

Die Aussagen von Prof. Dr. Müssig sind, wenn es um die Reduktion von Kohlenhydraten zugunsten von Fett und Proteinen geht, konservativ. Er verweist hier explizit auf die noch bestehenden Leitlinien: »Bei den Leitlinien für Menschen mit Diabetes wird vor allem auf langfristige Ergebnisse geschaut und demnach empfohlen. Wir wollen vermeiden, Ernährungstrends zu folgen, die womöglich nach einem Jahr wieder Geschichte sind.«

Ein auf den ersten Blick nachvollziehbarer Standpunkt, jedoch stellt sich die berechtigte Frage danach, worauf sich diese abgelaufenen Leitlinien eigentlich stützen, die es »sicherheitshalber« zu bewahren gilt. Sie sind zum einen im Hinblick auf die Proteine bereits nicht mehr aktuell, zu deren Gunsten sich das Verhältnis der anderen Nährstoffe verschiebt. Zum anderen handelt es sich bei den vielen Erfahrungen und Studienergebnissen hinsichtlich der Vorteile einer Kohlenhydratreduzierung nicht um Erkenntnisse, die erst seit gestern bekannt sind.

Den bereits erwähnten geschönten »Pro-Kohlenhydrate-versus-Fett-Studien«[28] messen die Experten unterschiedlich viel Bedeutung bei. Während Prof. Dr. Pfeiffer sie für wenig ausschlaggebend hält, erkennen Prof. Dr. Worm, Prof. Dr. Martin und Dr. Bernstein hier eine entscheidende Ursache für die Kohlenhydrat- und Antifett-Trends in der Ernährung der letzten Jahrzehnte.

Liest man die Ausführungen der Fachgesellschaften genau, zeigt sich selbst hier trotz der dominanten Kohlenhydratempfehlungen, dass Diabetiker Kohlenhydrate durch gesunde Fette und Proteine ohne erwiesenen Nachteil ersetzen können. Dass es sogar immense Vorteile haben kann, scheint immer eindeutiger nachgewiesen zu sein. Nach den bisherigen Ergebnissen ist es mehr als erstaunlich, dass scheinbar noch kein breites Umdenken – weg von vielen Kohlenhydraten in der Diabetes-Therapie – stattgefunden hat.

---

28 Artikel bei Jama Internal Medicine: Cristin E. Kearns, DDS, MBA; Laura A. Schmidt, PhD, MSW, MPH; Stanton A. Glantz, PhD: »Sugar Industry and Coronary Heart Disease Research, A Historical Analysis of Internal Industry Documents«, Downloaded From: http://jamanetwork.com/ by Richard Bernstein on 10/16/2016

Mit wenig Insulin gesund ins hohe Alter – ein Beispiel für eine erfolgreiche Low-Carb-Ernährung bei Diabetes

Ein Beispiel für den Erfolg einer kohlenhydratarmen Ernährung bei Diabetes liefert der Arzt Richard K. Bernstein aus den USA. Der mittlerweile 83-Jährige ist seit seinem 12. Lebensjahr Typ-1-Diabetiker, also seit nunmehr über 70 Jahren. Seit 1982 veröffentlicht er Beiträge darüber, wie er als Diabetiker normale Blutzuckerwerte erreicht. 1997 veröffentlichte er sein Buch: »Diabetes Solution: The Complete Guide to Achieving Normal Blood Sugars«, das es bis heute nicht in deutscher Übersetzung gibt.

Bernstein spritzt auf zwei Injektionen verteilt gerade einmal acht Einheiten (je vier Einheiten) Basalinsulin am Tag und schätzt, dass er etwa 30 Gramm Kohlenhydrate pro Tag isst, zu denen er Bolusinsulin spritzt. Das ist sehr wenig, jedoch zeigt sein persönlicher Gesundheitserfolg und der vieler anderer Menschen mit Diabetes (vornehmlich aus dem englischsprachigen Raum), die Low-Carb essen, dass diese Ernährungsform bei Diabetes eine gesunde Wahl sein kann. Um Bernstein hat sich eine große Community gebildet und sowohl Typ-1- als auch Typ-2-Diabetiker profitieren von weniger Blutzuckerschwankungen und normalen Langzeitzuckerwerten.

Dr. Bernstein hat im Interview für *Diabetes ist heilbar* auf seinen fast 40 Jahre zurückreichenden Weg als Verfechter von Low-Carb bei Diabetes zurückgeblickt. Die Gegenargumente, mit denen er immer wieder konfrontiert wurde, sind damals wie heute scheinbar die gleichen. Er sagt: »In einer Sachdiskussionen mit Endokrinologen bekam ich meist zu hören, das Gehirn brauche viel Glukose, und wenn die Menschen weniger Kohlenhydrate äßen, würden sie mehr Fett zu sich nehmen und das sei ja schlecht. Offener waren niedergelassene Hausärzte. Diese ziehen nämlich auch Rückschlüsse aus ihrem Behandlungsalltag. Ich habe seit etwa 1970 meine Ernährung auf Low-Carb umgestellt – und es gelingt nicht nur mir, sondern auch vielen anderen Diabetikern.«

Proteine

Die Deutsche Diabetes Gesellschaft (DDG) als federführende Fachgesellschaft hat in Zusammenarbeit mit weiteren Fachgesellschaften ihre Ernährungsempfehlungen hinsichtlich der Proteinzufuhr, wie bereits erwähnt, überarbeitet und im Oktober 2015 veröffentlicht.[29] Eine genauere Betrachtung dieser Veröffentlichung ist aufschlussreich: Die Forscher kommen darin zu dem Schluss, dass eine erhöhte Proteinzufuhr (in den Empfehlung bleibt man vorerst noch recht konservativ bei maximal 21 Prozent der täglich aufgenommenen Nahrung) im Hinblick auf das Gewicht, den HbA_{1c}-, HDL- und LDL-Wert sowie den Blutdruck keine Negativwirkungen aufweist (betrachtet wurden zwei Jahre). Positivwirkungen wurden hinsichtlich kurz- und mittelfristiger HbA_{1c}-Senkungen bei einer proteinbetonteren Ernährung festgestellt, insofern diese in Kombination mit Energierestriktionen (Verringerung der täglich aufgenommenen Kalorien) oder einer isokalorischen (bedarfsgerechte/ausgewogene Kalorienbilanz) Ernährung verbunden waren. Eine Studie in diesem Zusammenhang zeigte, dass innerhalb von fünf Wochen die HbA_{1c}-Werte von Typ-2-Diabetikern mit einem HbA_{1c} von über 8 Prozent um 0,8 Prozent gesenkt werden konnten. Die Nährwertverteilung lag bei 40 Prozent Kohlenhydrate, 30 Prozent Proteine und 30 Prozent Fett. Dass die Probanden die Vorgaben richtig einhielten und damit eine hohe »Compliance« aufwiesen, wurde laut dem Bericht durch die Bereitstellung der Nahrungsmittel und eine engmaschige Diätberatung erreicht. Der intensiven Betreuung wird dabei eine besondere Bedeutung beigemessen.

Die Herkunft des Proteins (pflanzlich, tierisch – dabei unterschieden in Tierarten) scheint der Untersuchung nach relevant zu sein, jedoch können daraus noch keine festschreibbaren Empfehlungen abgeleitet werden.

---

[29] https://www.deutsche-diabetes-gesellschaft.de/fileadmin/Redakteur/Leitlinien/Evidenzbasierte_Leitlinien/057-025l_S3_Diabetes_mellitus_Empfehlungen_Proteinzufuhr_2015-10.pdf, heruntergeladen am 30. Juni 2017

Man erkennt jedoch Anhaltspunkte dafür, dass eine Ernährung mit vielen pflanzlichen Proteinen sowie weißem Fleisch und Fisch den Cholesterinspiegel von Menschen mit Diabetes günstiger beeinflusst als eine mit viel rotem Fleisch.[30]

Hinsichtlich einer möglichen Beeinflussung durch die Proteine bei eingeschränkter Nierenfunktion scheint die Studienlage nicht eindeutig, da weder klare Vor- noch Nachteile einer proteinarmen oder -reichen Ernährung festgestellt werden konnten. Aus Sicherheitsgründen wird empfohlen, im Falle einer eingeschränkten Nierenfunktion, die bereits bekannten 0,8 Gramm pro Kilogramm Körpergewicht als Richtwert zugrunde zu legen. Der federführende Forscher der Empfehlungen, Prof. Dr. Pfeiffer weist jedoch darauf hin, dass dies nur eine Vorsichtsmaßnahme der Nephrologen sei und es kein Studienergebnis gäbe, das auf eine nötige Restriktion hinweise. Er geht davon aus, dass man in Zukunft nach weiteren Ergebnissen diese Vorgaben lockern wird.

Proteine verlieren zunehmend ihren Ruf als sehr restriktiv zu genießendes Nahrungsmittel. Im Hinblick auf eine Ernährung, die eine Verringerung oder auch ein Halten des Körperfetts anstrebt, sind darüber hinaus vor allem Protein enthaltende Nahrungsmittel überaus sinnvoll, da sie eine entscheidend geringere Insulinwirkung haben als Kohlenhydrate, dabei jedoch sehr sättigend sind.

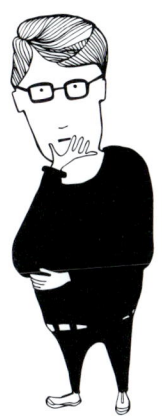

Problem: zu starre Empfehlungen für Makronährstoffe und ihre Verteilung

Nichtsdestotrotz bleibt der Fokus der offiziellen Ernährungsempfehlungen allem Anschein nach vorerst auf den Kohlenhydraten, insbesondere bei der DGE – obgleich etwa in den »Evidenzbasierten Ernährungsempfehlungen« für Diabetiker steht,

---

30 Ebda.

dass sich die empfohlene Kohlenhydratmenge aus der Begrenzung der anderen Makronährstoffe ergäbe. Das ist erstaunlich, denn: Die stark kohlenhydratbetonten Ernährungsempfehlungen erscheinen nun in einem mehr als zweifelhaften Licht, da die bisherigen Empfehlungen zu Begrenzungen der anderen Makronährstoffe widerlegt sind und die umfangreichen Ergebnisse zu den negativen Wirkungen einer kohlenhydratbetonten Ernährung inzwischen nicht mehr von der Hand gewiesen werden können.

Man könnte im Hinblick auf Diabetes argumentieren, die DGE sei nicht die federführende Gesellschaft für Menschen mit Diabetes. Es muss aber festgehalten werden, dass vor allem der verbreitete Typ-2-Diabetes ernährungsassoziiert entsteht und der allgemein empfohlenen Ernährung daher aus präventiven Gesichtspunkten eine große Bedeutung zukommt – im Hinblick auf Typ-2-Diabetes und weitere Zivilisationskrankheiten wie etwa Adipositas, Arteriosklerose und die nicht alkoholische Fettleber.

Die 10 Regeln der DGE waren bis zum Spätsommer diesen Jahres unmissverständlich, was den Kohlenhydratfokus und den restriktiven Umgang mit Fett angeht.[31] Bei Protein empfohlen sind von der DGE nur 0,8 Gramm pro Kilo Körpergewicht, in einem akzeptierten Rahmen liegen nur bis zu 15 Prozent Protein.[32] Unter anderem riet die DGE in den 10 Regeln: »Reichlich Getreideprodukte (...) Brot, Getreideflocken, Nudeln, Reis, am besten aus Vollkorn, sowie Kartoffeln«. Bei Fett war die Botschaft restriktiv: »Bevorzugen Sie fettarme Produkte, vor allem bei Fleischerzeugnissen und Milchprodukten. (...) Wenig Fett und fettreiche Lebensmittel. (...)«[33]

---

[31] http://www.dge.de/ernaehrungspraxis/vollwertige-ernaehrung/10-regeln-der-dge/, zuletzt eingesehen am 08.07.2017

[32] https://www.dge.de/fileadmin/public/doc/ws/position/DGE-Positionspapier-Richtwerte-Energiezufuhr-KH-und-Fett.pdf, zuletzt eingesehen am 08.07.2017

[33] http://www.dge.de/ernaehrungspraxis/vollwertige-ernaehrung/10-regeln-der-dge/, zuletzt eingesehen am 08.07.2017

Am 29. August 2017 veröffentlichte die DGE eine aktualisierte Version der 10 Regeln. Auf die Betonung, »reichlich« Getreideprodukte zu verzehren und bei tierischen Produkten auf fettarme Produkte zurückzugreifen, verzichtet die DGE hier jetzt. Auf Nachfrage des Magazins Spiegel, betont jedoch eine DGE-Sprecherin: »Das Nährstoffverhältnis hat sich nicht verändert.« Die Richtwerte für Fett, Kohlenhydrate und Proteine seien weiterhin gültig.[34]

Hier setzt auch die Kritik von Dr. Riedl an, der zwar begrüßt, dass die DGE damit mehr Therapiespielraum zulässt. Dies jedoch nur auf den ersten Blick, da die Richtwerte für die Makronährstoffe unverändert blieben und somit ein Kohlenhydratfokus bestehen bleibe. Auch hier hat der Spiegel genauer nachgefragt und weitere Informationen erhalten: Auch wenn der Begriff »fettarm« in den »10 Regeln« nicht explizit genannt werde, empfehle die Gesellschaft weiterhin einen moderaten Fettverzehr. Die Aussage, fettarme Milchprodukte zu bevorzugen, gelte nach wie vor.[35]

Die Nachfrage für die Recherchen zu *Diabetes ist heilbar* ergab keine Antwort auf die Frage, warum die aktuellen Fakten zu Proteinen nicht einbezogen werden und die restriktiven Vorgaben der DGE diesen sogar widersprechen. Es wurde lediglich auf eine Frage zur Nutzung von Ernährungskreis und Ernährungspyramide geantwortet, die in derselben Mail gestellt wurde.

Kurzum, die neuen 10 Regeln lesen sich zwar allgemeiner und bieten damit weniger Angriffsfläche. Durch die weiter bestehenden Makronährstoffrichtwerte bleibt es jedoch bei den Fett- und Proteinrestriktionen zugunsten von vielen Kohlenhydraten!

---

34 http://www.spiegel.de/gesundheit/ernaehrung/gesunde-ernaehrung-die-dge-hat-ihre-10-regeln-erneuert-a-1165566.html, Artikel vom 01.09.2017, eingesehen am 04.10.2017

35 Ebda.

Widerstand gegen offizielle Empfehlungen zu einer kohlenhydratbetonten Ernährung regt sich

Die DGE-Vorgaben und -Empfehlungen werden mittlerweile nicht nur von Forschern und Medizinern kritisiert, auch Ernährungsberater und Ökotrophologen stoßen im Alltag an ihre Grenzen im Umgang mit der DGE-Pyramide und dem DGE-Ernährungskreis. Die Studienlage vor allem zu Proteinen, aber auch Fett zeigt, dass die seit Jahrzehnten anhaltende fett- und proteinarmen sowie kohlenhydratreichen Ernährungsempfehlungen schlichtweg nicht fundiert sind. Die Praxis zeigt, dass besonders übergewichtige Menschen von einer Kohlenhydratreduzierung profitieren. Auch darum haben die Diätassistentin und Diplom-Medizinpädagogin Birgit Blumenschein und die Diätassistentin sowie langjährige Ernährungsexpertin Daniela Kluthe-Neis Ende 2016 eine Petition gestartet und an die DGE gerichtet, die starren Nährstoffverteilungsvorgaben zu überprüfen.

Entscheidend dafür war, dass die Zentrale Prüfstelle Prävention (ZPP) der Krankenkassen Ernährungsberatungen, die von der DGE abweichende Ernährungsempfehlungen zum Inhalt haben, nicht übernehmen können. Wie das Ärzteblatt im Januar 2017 berichtete, haben Kluthe-Neis und Blumenschein ein unmissverständliches Statement von Sarah Böke, der Fachleiterin und Prüferin bei der ZPP, hierzu zitiert: »Auch wenn es in den letzten Jahren neue wissenschaftliche Erkenntnisse über den Vorteil einer eiweißbetonten Ernährung im Rahmen einer Gewichtsreduktion gegeben hat, werden diese aktuell nicht von der DGE umgesetzt. Somit können Kurse/Konzepte, die eine eiweißbetonte Ernährung empfehlen, nicht von der Zentralen Prüfstelle Prävention anerkannt werden.«[36]

Die Petition, die bei www.change.org veröffentlich wurde, fand großen Anklang und blieb nicht folgenlos. Die DGE wies im Kontext der Petition darauf hin, dass ihre Vorgaben nicht »starr« aufzufassen seien und sich an gesunde Menschen richten würden. Man würde neue Erkenntnisse und Möglichkeiten zur Flexibilisierung überprüfen.

---

[36] https://www.aerzteblatt.de/nachrichten/72608/Empfehlungen-der-Deutschen-Gesellschaft-fuer-Ernaehrung-in-der-Kritik

Angesichts der fast gleich lautenden Empfehlungen für Menschen mit Diabetes, an denen die DGE beteiligt ist, scheint diese jedoch auch noch bei Diabetes, einer Krankheit, die den Kohlenhydratstoffwechsel betrifft, den Kohlenhydraten den Vorzug zu geben. Interessantes hierzu kann auch der niedergelassene Diabetologe Dr. Schubert aus Buxtehude berichten: »Ich wollte eine ernährungsmedizinische Zertifizierung abschließen, um meinen Patienten eine noch bessere Unterstützung anbieten zu können, auch ernährungstherapeutisch. Der einzige Anbieter, dessen Ernährungstherapieangebot zum Teil von den Kassen übernommen wird, ist die DGE. Im Hinblick auf die zu lehrenden Inhalte, vor allem Kohlenhydrate zu essen, wies ich einen Mitarbeiter der DGE darauf hin, dass dies keine zeitgemäßen Empfehlungen seien und ich insbesondere meinen übergewichtigen Typ-2-Patienten eine kohlenhydratreduzierte Kost empfehlen würde. Daraufhin erntete ich Unverständnis und erhielt den Hinweis, wenn ich nach DGE zertifiziert werden und tätig sein wolle, müsste ich auch die DGE-Vorgaben lehren. Ich habe dann dankend abgelehnt.«

Dr. Schubert ergänzt, sein Gespräch hierzu liege jetzt zwar schon etwa sieben Jahre zurück, es zeige jedoch, an welche Grenzen Diabetologen und Ernährungsberater in der Vergangenheit stießen und auch noch heute stoßen, blickt man auf die Übernahmekriterien für eine Ernährungsberatung durch die Krankenkassen. Zudem haben sich die offiziellen Empfehlungen der DGE immer noch nicht geändert. Zwar lesen sich die 10 Ernährungsregeln allgemeiner, die Richtwerte zu der Makronährstoffverteilung sind jedoch geblieben und damit auch der Kohlenhydratfokus.

Dr. Riedl berichtet hierzu aus seinem Praxisalltag: »Als wir vor über 15 Jahren im ‚medicum' Hamburg angefangen haben, nicht mehr nur nach den DGE- und DDG-Kriterien zu beraten, hatten wir ein geradezu schlechtes Gewissen. Aber die Erfahrung hat uns mehr als nur Recht gegeben und selbstbewusst gemacht. Denn mit einer individuellen Ernährungstherapie, die den Kohlenhydratvorgaben den Rücken kehrt, verbessern wir die Gesundheits- und Lebensqualität vieler Patienten. Zusätzliche Kohlenhydrate braucht nur der, der viel Sport macht.«

Was sich hier erneut zeigt: Die Erkenntnisse zum Vorteil einer Kohlenhydratreduzierung sind nicht neu, sondern bestätigen sich seit geraumer Zeit tagtäglich! Wir können auch im Hinblick auf das Beispiel der Ernährungsberaterinnen in ihrer täglichen Behandlungspraxis und anhand des Beispiels von Dr. Schubert sehen, dass die Empfehlungen der DGE in den letzten Jahrzehnten fast unverändert geblieben sind. Auch angesichts der sich stark veränderten Lebens- und Arbeitsverhältnisse, weg von körperlicher hin zu geistiger Arbeit, ist dies erstaunlich. Selbst ohne weiteres Faktenwissen liegt da die Frage nah, ob das tatsächlich richtig sein kann.

Ausblick

Dr. Riedl, Prof. Dr. Martin und Prof. Dr. Worm formulieren bezüglich der Ernährung unmissverständliche Statements. Sie erkennen in einer Kohlenhydratreduzierung (vor allem von Kohlenhydraten in Form raffinierter, d.h. stärke- und zuckerreicher sowie ballaststoffarmer Nahrungsmittel) zugunsten von Fett und Proteinen die entscheidenden Gesundheitsvorteile – vor allem bei Insulinresistenz und einem angestrebten Körperfettabbau. Dr. Bernstein erkennt darin den Weg für Typ-1- und Typ-2-Diabetiker, langfristig mit weitestgehend normalen Blutzuckerwerten mit wenigen Schwankungen zu leben und die Gefahr von Folgeschäden entscheidend zu minimieren.

Die Erkenntnisse über die Wirkung von Proteinen und Fetten kann die Argumentation gegen eine kohlenhydratarme Ernährung aushebeln, denn:

- Wenn eine vermehrte Aufnahme von Proteinen und gesättigten Fettsäuren – kombiniert mit einer nährstoffreichen Ernährung mit viel sekundären Pflanzenstoffen (z. B. aus Gemüse) und Ballaststoffen – kein Problem darstellt, dann dürfte auch das »Compliance-Problem« einer Low-Carb-Ernährung bei Diabetes weitestgehend aufgelöst werden können. Bezüglich der Proteine besteht hier schon mehr Einigkeit als bei gesättigten Fettsäuren. Die genaue Interpretation der Veröffentlichungen der Fachgesellschaften lässt sogar schon zum jetzigen Zeitpunkt den Schluss zu, dass bis zu 30 Prozent der Tagesenergie aus Proteinen und weitere bis zu 35 Prozent aus Fett (zu mindestens 2/3 aus ungesättigten Fettsäuren) bestehen können. Dann bleiben noch 35 Prozent für Kohlenhydrate. Vermutlich können Kohlenhydrate sogar individuell noch weiter reduziert werden.

- Wenn es vor allem Kohlenhydrate sind, die eine Überproduktion der Triglyceride in der Leber verursachen und damit zu einer Erhöhung der schädlichen (kleinen) LDL-Partikel führen, sollten diese reduziert werden, und nicht das Fett und die Proteine in der Ernährung.

- Wenn eine fettarme und kohlenhydratreiche Ernährung zu einer Senkung des gesunden Gegenspielers der LDL-Partikel führt, nämlich des HDLs, dann sollte man Fett nicht scheuen, da es den Fettstoffwechsel und damit den Körper gesund erhält.

- Wenn Kohlenhydrate Insulin benötigen und Insulin ein Wachstumshormon ist, dass Fetteinlagerungen fördert, dann sollten Kohlenhydrate und daraus resultierend der Insulinbedarf verringert werden.

- Wenn ein Körper eine Überproduktion an Insulin herstellt, da seine Zellen insulinresistent sind, sollten weitere Anreize für eine Insulinproduktion entscheidend verringert werden, was bedeutet, weniger Kohlenhydrate zu sich zu nehmen.

Ein passendes Zitat von Prof. Dr. Worm hierzu ist: »Wenn Sie also lieber aufs Brot verzichten und dafür eine Handvoll Nüsse essen, so ist dies gesundheitsfördernd. Nüsse sind reich an Fett und Protein und damit sehr gesund.«

> ## Dritter Faktencheck Ernährungsempfehlungen
>
> Die Annahmen zu der Relevanz der individuellen Genetik für flexible Nährstoffempfehlungen, die sich im Bereich der Nutrigenetik und Epigenetik ergeben, lassen darauf schließen, dass eine Ernährungsform je nach Individuum unterschiedlich bewertet werden kann, wenn es um Fragen von gesund oder ungesund, günstig oder ungünstig geht.
>
> Hinzu kommt, dass die Flexibilität hinsichtlich der Makronährstoffe nicht, wie lange Zeit und bis heute noch propagiert, von starken Restriktionen bei Protein und Fett eingeschränkt werden muss. Die Erkenntnisse zu Kohlenhydraten, Fett und Proteinen stützen somit die mögliche Anpassung an die individuelle Konstitution, denn weder Fett noch Proteine müssen im Verhältnis zu Kohlenhydraten besonders restriktiv konsumiert werden.
>
> Eine Individualisierung der Ernährungsempfehlungen zur Behandlung von Diabetes, weg von strikten und prozentualen Vorgaben, hin zu einer Therapie der individuellen Umsetzbarkeit und Gesundheitszuträglichkeit wird von den Ärzten und Professoren Schürmann, Holz, Pfeiffer und Riedl in Gesprächen besonders hervorgehoben (mehr zur praktischen Umsetzung ab Seite 136).

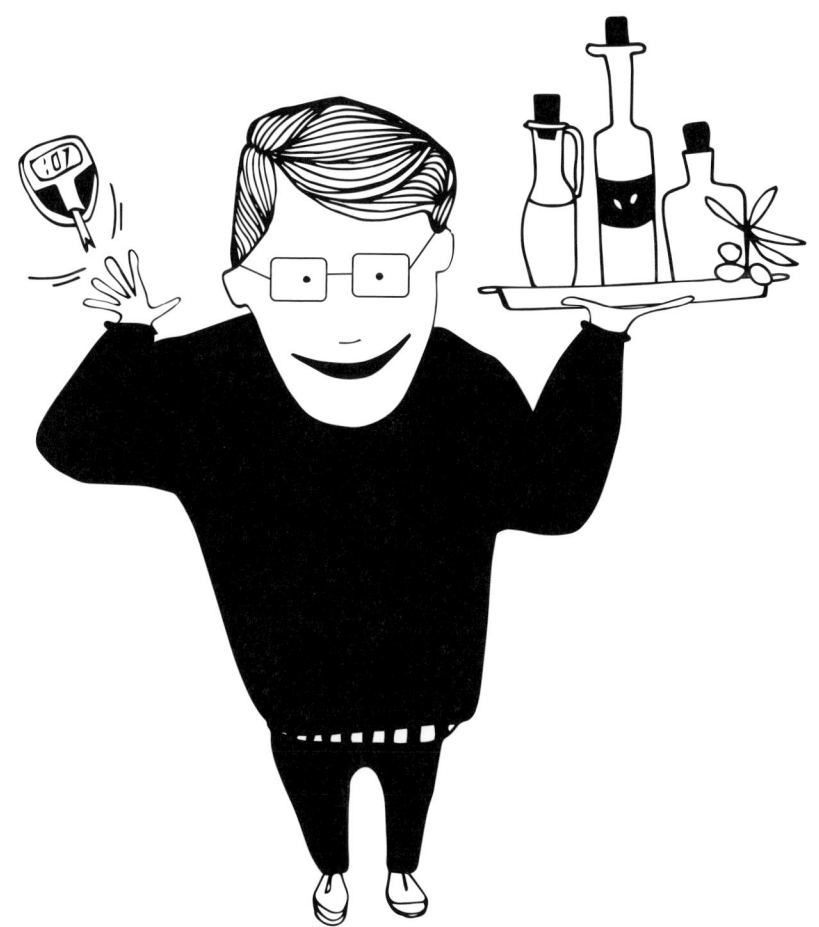

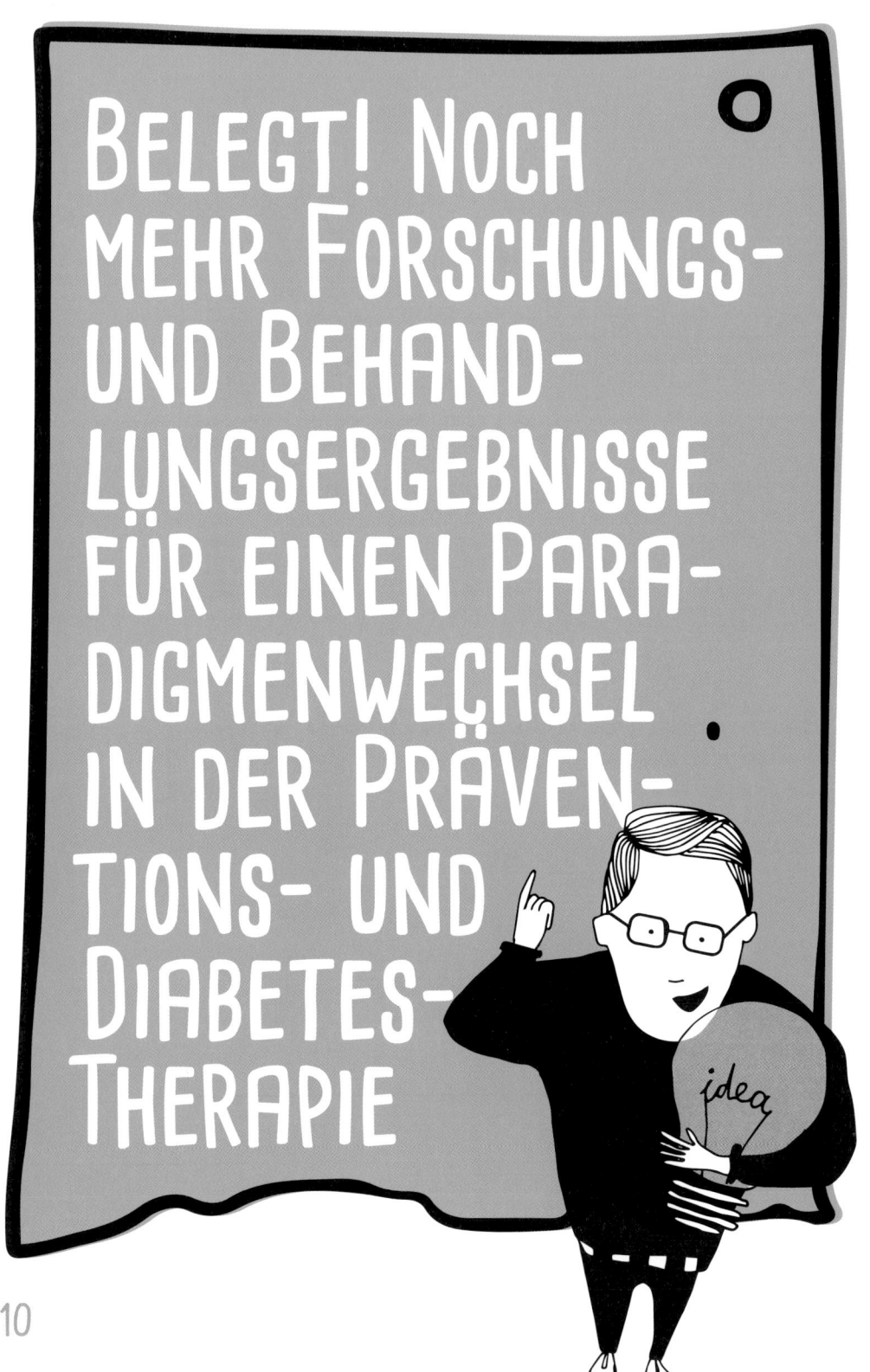

In diesem Kapitel lesen Sie mehr zu:

⮕ Forschungsergebnissen, vor allem zur Heilbarkeit von Typ-2-Diabetes
⮕ sowie einen Gastbeitrag von Prof. Dr. Martin

Das vorherige Kapitel und die Faktenchecks haben gezeigt: Die propagierten offiziellen Vorgaben für eine gesunde Ernährung für Menschen unserer heutigen westlichen Zivilisationsgesellschaft, egal ob gesund, mit erhöhtem Diabetes-Risiko, Prädiabetes oder einem manifestierten Diabetes, sind in ihrer Kohlenhydratfokussierung überholt. Angesichts der heutzutage verbreiteten Lebensgewohnheiten können sie sogar im Falle von Typ-2-Diabetes und Prädiabetes zur Manifestation der Erkrankung beitragen, während alternative Ernährungsstile eine Verbesserung begünstigen.

Die Schlüsse, die drei der für *Diabetes ist heilbar* befragten Experten, die diesen Tatsachen schon seit längerer Zeit auf der Spur sind, aus ihren Erfahrungen und Forschungsergebnissen ziehen, zeigen, welche Möglichkeiten eine moderne Diabetes-Therapie bietet. Die Ergebnisse ihrer eigenen Studien und aus ihrer Behandlungspraxis sowie verschiedene andere Studien zeigen, dass es sich bei der Faktenlage keineswegs um erst seit Kurzem und womöglich nicht ausreichend fundierte Erkenntnisse handelt. Vielmehr scheint das Gegenteil zuzutreffen. Es wird deutlich, dass ein grundlegender Wandel in der Prävention und Behandlung von Diabetes schon lange notwendig ist – weg von »vielen Kohlenhydraten und wenig Proteinen und Fett«, weg von einem »Weiter-so«, das viele Medikamente und hohe Insulindosen impliziert, hin zu einer individualisierten Ernährungstherapie, einer engmaschigen Betreuung und, soweit die Bereitschaft dazu besteht, zu kurzfristigen intensiven Diät-Maßnahmen zwecks einer Remission von Typ-2-Diabetes.

Der notwendige Paradigmenwechsel wird deutlich mit Blick auf die Untersuchungen und Ausführungen der Diabetes- und Ernährungsexperten Prof. Robert Taylor aus Newcastle und Prof. Dr. Stephan Martin aus Düsseldorf. Die Möglichkeiten und Bedingungen, die sich aus den bisherigen und im Folgenden von Taylor und Martin vorgestellten Erkenntnissen für eine moderne Diabetes-Therapie und -prävention ergeben, sowie die Erfahrungen damit zeigen sich am Beispiel von Dr. Riedls Behandlungserfahrung ab Seite 136.

Prof. Dr. Roy Taylor: »Diabetes ist heilbar«

Prof. Dr. Roy Taylor ist der Leiter des *Newcastle Magnetic Resonance Centre* der Newcastle University. Im Interview berichtete er, dass ihn das Thema Typ-2-Diabetes bereits interessierte, als er seine Studien startete. Er stellte die Hypothese auf, dass die mit Übergewicht rasch einhergehende Verfettung der Leber und vor allem des Pankreas (Bauchspeicheldrüse) mit Typ-2-Diabetes zusammenhängt. Er geht heute auch davon aus, dass es eine individuelle Sensitivität für Übergewicht gibt, die dazu führt, dass der Körper beim Überschreiten dieser individuellen Grenze Fett in anderen als den üblichen Fettspeichern einlagert, zum Beispiel unter der Haut. Irgendwann schließlich reagiere der Organismus mit prädiabetischen Symptomen, so Taylor. Der Brite schlussfolgert daher, dass der individuelle Gewichtsverlust zentrales Ziel zur Bekämpfung von Typ-2-Diabetes ist.

Studienergebnisse

Unter der Leitung von Prof. Dr. Taylor ergab eine kurze und nur wenige Teilnehmer mit Typ-2-Diabetes einschließende Studie im Jahr 2011 Aufsehenerregendes. Die Studienteilnehmer bekamen eine Formula-Diät mit etwa 600 bis 800 kcal pro Tag, ein radikaler Schritt in puncto Kalorienrestriktion. Formula-Diäten zeichnen sich dadurch aus, dass Mahlzeiten durch bestimmte nährstoffreiche Flüssigmixturen ersetzt werden.

Die Studie zeigte teilweise komplette Remissionen des Typ-2-Diabetes und der zugrundeliegenden Mechanismen (eine Remission beschreibt in der Medizin eine Symptomfreiheit von Krankheitsmerkmalen). Da die Studie jedoch nur einen Zeitraum von acht Wochen betrachtete, konnte noch keine sichere Aussage darüber getroffen werden, ob die Remissionen anhalten würden. Daher startete Taylor eine weitere, länger angelegte und mehr Teilnehmer umfassende Studie zur Remission oder auch Heilbarkeit von Typ-2-Diabetes.

Dieses Mal erhielten 30 Menschen mit Typ-2-Diabetes eine 600 bis 700 kcal enthaltende Formula-Diät und verloren im Durchschnitt bereits nach kurzer Zeit 14 Kilogramm Körpergewicht. In weiteren sechs Monaten hatten sie das Gewicht nicht wieder zugenommen. 13 Patienten (die weniger als zehn Jahre Typ-2-Diabetes hatten) konnten nach sechs Monaten als »diabetesfrei« diagnostiziert werden. Andere, meist Langzeitdiabetiker, konnten bei fortwährendem Diabetes immer noch erhebliche Verbesserungen der Blutzuckereinstellung erzielen.

Bemerkenswert bei dieser Studie ist auch, dass die Teilnehmer trotz des Gewichtsverlusts noch im Bereich des Übergewichtes lagen, jedoch genug Gewicht verloren hatten, dass sich laut Prof. Taylor die Pankreasverfettung normalisierte. Als ein Ergebnis zeigte sich ihm zufolge wieder eine normale und gesunde Insulinproduktion.

Prof. Dr. Müssig aus Düsseldorf weist in diesem Zusammenhang darauf hin, dass er die These der Pankreasverfettung als noch nicht bestätigt sieht: »Während eine Leberverfettung eine wichtige Rolle in der Entwicklung des Diabetes spielt, konnten wir in eigenen Studien keinen Zusammenhang zwischen einer Verfettung des Pankreas und einer Verschlechterung des Glukosestoffwechsels finden.« Prof. Dr. Schürmann ergänzt: »Die Pankreasverfettung ist ein intensiv beforschtes Feld. Man kann sie im MRT bestimmen, über die individuelle Bedeutung herrscht keine Klarheit. Es ist auch denkbar, dass Fettzellen im Pankreas sogar protektive Wirkungen auf die Langerhans-Inseln haben.«

Unabhängig davon, in welchen Prozessen genau die Ursache hierfür liegt, Fakt ist, dass Taylor unter Studienbedingungen bewiesen hat, dass Typ-2-Diabetes heilbar ist.

Auf die Frage hin, welche Ernährungsform er für Menschen mit Typ-2-Diabetes oder Prädiabetes empfiehlt, hält sich Prof. Dr. Taylor zurück. Ihm gehe es darum, die Heilbarkeit von Typ-2-Diabetes aufzuzeigen und nicht, wie es sich womöglich besser oder länger *mit* einer revidierbaren Erkrankung leben lasse.

Die physiologische »Hauptschuld« für Typ-2-Diabetes in der Bauchspeicheldrüsenverfettung zu sehen, ist ein neuer Aspekt, geht man doch gemeinhin vornehmlich von einer Ermüdung der Bauchspeicheldrüse durch die anhaltende Überproduktion von Insulin aufgrund einer Insulinresistenz der Zellen und Organe aus (siehe auch Seite 41 ff). Noch weitere Sichtweisen beschäftigen Prof. Dr. Martin, der sich in seiner Behandlungspraxis und eigenen Studien ebenfalls auf die Ergebnisse von Prof. Dr. Taylor bezieht.

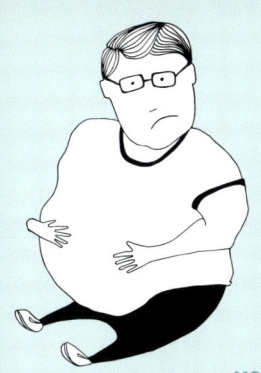

Gastbeitrag: Typ-2-Diabetes – Ein »Walking-Deficiency«-Syndrom

von Prof. Dr. Stephan Martin

In einem Interview mit der Daily Mail hat der in Großbritannien sehr renommierte Mediziner, Sir Muir Gray, den Typ-2-Diabetes als »Walking Deficiency Syndrome« (also ein Geh- bzw. Bewegungsmangel-Syndrom) bezeichnet.[37] Dabei warnte er davor, dass Bezeichnungen wie Typ-2-Diabetes oder »metabolisches Syndrom« vermitteln, es handele sich um eine nicht abwendbare, »richtige« Krankheit wie rheumatoide Arthritis. Damit will er zum Ausdruck bringen, dass der Typ-2-Diabetes im überwiegenden Teil der Fälle durch den Lebensstil ausgelöst wird und eben keine unabwendbare Erkrankung ist. Einer der Urväter der Diabetologie, Elliott P. Joslin, der sich als erster Arzt in den USA auf die Behandlung des Diabetes spezialisierte und nach dem das berühmte Diabetes-Zentrum in Boston benannt ist, hat den Typ-2-Diabetes als »Fatty Diabetes« (»Fett-Diabetes«) bezeichnet. Seine Therapie bestand aus einer Diät, die sich aus zwei Prozent Kohlenhydraten und 75 Prozent Fett zusammensetzte.[38] Heute wird Personen mit Typ-2-Diabetes in der Regel geraten, sich kohlenhydratreich zu ernähren.

Darüber hinaus haben die Erfolge bei der Behandlung des Typ-1-Diabetes, der durch einen Insulinmangel charakterisiert ist, dazu geführt, dass man in den letzten Jahren auch Personen mit Typ-2-Diabetes schnell mit Insulin behandelt. Erstaunlich, handelt sich bei bei den beiden Typen doch um sehr unterschiedliche Erkrankungen. Bei der Entscheidung für Insulin bei Typ-2-Diabetes spielt auch der gute Glaube eine Rolle, dass die Betroffenen sich dann weniger um die Ernährung zu kümmern bräuchten, Hauptsache sie spritzen die richtige Menge an Insulin.

---

[37] http://www.dailymail.co.uk/health/article-4362126/Type-2-diabetes-not-real-illness-says-doctor.html#ixzz4h8WhHo9X

[38] Westman E.C., Yancy W.S. Jr., Humphreys M., Dietary Treatment of Diabetes Mellitus in the Pre-Insulin Era (1914-1922). Perspectives in Biology and Medicine 2006; 49: 77-83

Doch die schöne neue Welt, in der man den Typ-2-Diabetes nur durch eine medikamentöse Therapie behandeln muss und ansonsten weiter dem Lebensstil aus Überernährung und fehlender körperlicher Aktivität frönen kann, bekommt langsam Risse. So hat unter anderem eine Forschergruppe aus Kanada eine große hausärztliche Datenbank in Großbritannien hinsichtlich der Sterblichkeit in Relation zu der Insulintherapie bei Typ-2-Diabetes untersucht.[39] In dieser wissenschaftlich sehr gut durchgeführten retrospektiven Studie wurden anhand der Datenbank Verläufe von Patienten mit Typ-2-Diabetes untersucht und eine erhöhte Sterblichkeit bei steigenden Insulindosen nachgewiesen. Im Vergleich zu Personen mit einer Insulintherapie von weniger als 25 Einheiten (IE) am Tag hatten Personen mit 75 bis 100 IE Insulin ein um 85 Prozent und mit mehr als 100 IE Insulin ein um 115 Prozent erhöhtes Sterberisiko. Dennoch wäre es voreilig zu schlussfolgern, dass Insulin dafür die Ursache ist, denn Personen mit einer Chemotherapie haben ebenfalls ein erhöhtes Sterberisiko und niemand würde behaupten, dass dies durch die Medikamente verursacht wird. Doch so einfach ist das beim Typ-2-Diabetes sicher nicht! Leider wird man in einer randomisierten Studie diese Fragestellung nie beantworten können, denn man kann ja nicht Personen mit Typ-2-Diabetes zufällig Gruppen mit hohen oder niedrigen Insulindosierungen zuordnen. Auch der Blick auf große Studien (UKPDS, Kumamoto, ORIGIN), in denen die Insulintherapie bei Typ-2-Diabetes im Vergleich zu anderen Behandlungsformen verglichen wurde, bringt keine Entwarnung: In diesen Studien lagen die Tagesdosierungen von Insulin deutlich unter 50 Einheiten. Daher bleibt der Verdacht bestehen, dass eine Insulintherapie mit sehr hohen Insulindosierungen möglicherweise den Patienten mit Typ-2-Diabetes Schaden zuführt.

In diesem Beitrag sollen daher aktuelle Ergebnisse zusammengestellt werden, die nahelegen, dass bei der Behandlung des Typ-2-Diabetes ein Umdenken dringend notwendig ist.

---

[39] Gamble JM, Chibrikov E, Twells LK, Midodzi WK, Young SW, MacDonald D, Majumdar SR. Association of Insulin Dosage with Mortality or Major Adverse Cardiovascular Events: A Retrospective Cohort Study. Lancet Diabetes Endocrinol. 2017; 5(1):43-52

Wie entsteht der Typ-2-Diabetes?

Bisher ging man davon aus, dass der Typ-2-Diabetes dadurch ausgelöst wird, dass das in der Bauchspeicheldrüse produzierte Insulin seine Wirksamkeit verliert (Insulinresistenz). Wie bei einer Firma, bei der die Produktivität abfällt und die Geschäftsführung dies durch neue Stellen zu kompensieren versucht, kommt es in der Folge zu einer übermäßigen Insulinproduktion. Reicht die übermäßige Insulinproduktion speziell zu Mahlzeiten nicht mehr aus, steigen die Blutzuckerwerte langsam an und es entwickelt sich ein Typ-2-Diabetes.

Im Jahr 2012 wurde in der bedeutenden Fachzeitschrift »Diabetes Care« ein alternatives Modell von zwei unterschiedlichen Arbeitsgruppen in die Diskussion gebracht.[40] Die Wissenschaftler der Arbeitsgruppen behaupteten hier, dass nicht die Insulinresistenz, sondern eine übermäßige Insulinproduktion die Ursache des Typ-2-Diabetes sei und der Körper sich durch einen Verlust der Insulinwirksamkeit vor zu hohen Insulinspiegeln schütze. Als Beweis führten die Forscher an, dass Personen mit einem langjährigen Typ-2-Diabetes im nüchternen Zustand ein Vielfaches an Insulin produzierten als gesunde/schlanke Personen.

Wenn Personen mit Typ-2-Diabetes einer Magen-Bypassoperation unterzogen werden, kommt es noch vor einer Gewichtsabnahme nach nur einer Woche zu einem deutlichen Absinken der erhöhten basalen Insulinspiegel. Gleichzeitig verbessern sich die Blutzuckerwerte nach Magen-Bypassoperationen und in der Regel können dann alle Diabetes-Medikamente abgesetzt werden. Doch warum produziert der Körper so viel Insulin? Barabra Corkey vom »Obesity Research Center« der Boston University School of Medicine (USA), die für ihre Forschungen von der amerikanischen Diabetes-Gesellschaft mit der sogenannten »Banting Lacture« ausgezeichnet wurde,[41] behauptet, dass die basalen Insulinspiegel unter anderem durch Monoglyceride, die als Emulgatoren in Backwaren enthalten sind, künstliche Süßungsmittel,

---

[40] Pories WJ, Dohm GL. Diabetes: Have We Got It All Wrong?: Hyperinsulinism as the Culprit: Surgery Provides the Evidence. Diabetes Care. 2012; 35: 2438-42; Corkey BE. Diabetes: Have We Got It All Wrong?: Insulin Hypersecretion and Food Additives: Cause of Obesity and Diabetes? Diabetes Care. 2012; 35: 2432-7)

[41] Corkey BE. Banting lecture 2011: Hyperinsulinemia: Cause or Consequence? Diabetes. 2012; 6:4-13

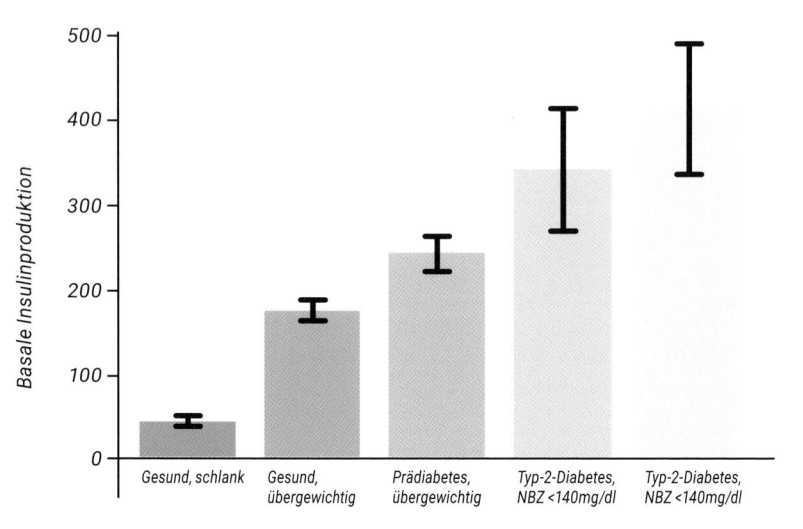

Abb. 1. Die Abbildung zeigt die basale Insulinproduktion bei 1) Gesunden/Schlanken, 2) Gesunden/Übergewichtigen, 3) Übergewichtigen mit Prädiabetes 4) Übergewichtigen mit Typ-2-Diabetes und Nüchternblutzuckerwerten < 140 mg/dl, 5) Übergewichtigen mit Typ-2-Diabetes und Nüchternblutzuckerwerten > 140 mg/dl. Modifiziert nach Pories W.J., Dohm G.L. Diabetes: Have We Got It All Wrong? Hyperinsulinism as the Culprit: Surgery Provides the Evidence. Diabetes Care. 2012; 35: 2438-42).

aber auch durch Eisen, erhöht würden. Auch die kohlenhydratreiche Kost, die systematisch die Insulinproduktion anregt, scheint ihr Übriges zu dem Anstieg der Insulinspiegel beizutragen. *Anders ausgedrückt, führt unser verändertes Ernährungsverhalten zu einer Erhöhung der Insulinspiegel und der Körper schützt sich durch den Verlust der Insulinwirkung.*

Doch warum sind erhöhte Insulinspiegel denn schlecht? Insulin senkt zwar die Blutzuckerwerte, hat aber auch noch weitere Effekte auf den Organismus: Es steigert das Hungergefühl und blockiert die Fettverbrennung. **Das heißt, je höher die Insulinspiegel, umso schlechter nimmt man Gewicht ab!** Dies bedeutet, dass man Personen mit Typ-2-Diabetes nicht empfehlen sollte, sich mit Dingen zu ernähren, die die Insulinproduktion steigern, wie zum Beispiel Zucker. Das gilt für alle blutzuckerrelevanten Zuckerformen, also auch die Stärke, die in großen Mengen in Kartoffeln, Nudeln, Reis oder Brot vorkommt. Sie sollte ebenso gemieden werden, da diese im Darm durch das Enzym Amylase in pure Glukose gespalten wird und die Insulinproduktion anregt!

Die Forscher kommen zu dem Schluss: »Wenn diese Hypothese korrekt sein sollte, müsste die Behandlung des Typ-2-Diabetes überdacht werden. Während Insulin in sehr späten Phasen des Typ-2-Diabetes benötigt wird, wenn es keine ausreichende Beta-Zellen-Reserve mehr gibt, scheint es hingegen schädlich zu sein, das Hormon zu verabreichen, wenn die endogenen basalen Insulinspiegel noch erhöht sind. Wir behandeln eine Hyperthyreose (Schilddrüsenüberfunktion) ja auch nicht mit einem Schilddrüsenhormon. Warum sollten wir den Typ-2-Diabetes, eine durch Hyperinsulinämie (eine zu hohe Konzentration von Insulin im Blut) charakterisierte Erkrankung, dann mit Insulin behandeln?«

Fettreiche oder fettarme Ernährung?

Hier stellt sich der kritische Leser sicherlich die Frage, wie es zu den Ernährungsempfehlungen kam, wonach man sich zu einem großen Anteil von Kohlenhydraten ernähren soll? Die Mengenbegrenzung von Fetten stammt aus dem Jahr 1977, als der amerikanische Kongress durch eine Expertenkommission diese hat festlegen lassen. Es besteht aber der Verdacht, dass die Empfehlung für eine fettreduzierte Ernährung auf den finanziellen Einfluss der amerikanischen Zuckerindustrie zurückzuführen sind. Forscher der University of California haben im Jahr 2016 aufgedeckt, dass eine Studie zu Herzerkrankungen und deren Ursachen, die im Jahr 1967 in dem renommierten »The New England Journal of Medicine« publiziert wurde, durch die finanziellen Zuwendungen an die Autoren erheblich beeinflusst wurde.[42] Die Autoren veröffentlichten 1967 das demnach falsche Ergebnis, wonach vor allem Fett und Cholesterin Herzerkrankungen auslösen – und nicht Zucker. Der Einfluss von Zucker beziehungsweise Kohlenhydraten auf Herz-Kreislauf-Erkrankungen wurde in der Arbeit verschwiegen.

---

42 Kearns CE, Schmidt LA, Glantz SA. Sugar Industry and Coronary Heart Disease Research: A historical Analysis of Internal Industry Documents. JAMA Intern Med. 2016;176(11):1680-1685.

Aufgrund von neuen wissenschaftlichen Ergebnissen wurde diese Ernährungsempfehlung kürzlich in den USA ersatzlos gestrichen, so dass es dort keine empfohlene Höchstmenge für die Aufnahme von Fett mehr gibt. Hintergrund dafür sind auch Studienergebnisse, die speziell für pflanzliche Fette Entwarnung geben. In einer großen Studie aus Spanien, der sogenannten PREDIMED Studie, wurden knapp 7.500 Personen mit einem erhöhten Risiko für Herz-Kreislauf-Erkrankungen zufällig in drei Gruppen eingeteilt.[43]

Während sich die eine Gruppe mit einer kohlenhydratreichen und fettarmen Kost ernähren sollte, bekamen die anderen beiden Gruppen den Ratschlag, sich »mediterran« zu ernähren. Zusätzlich erhielt die eine Gruppe täglich 30 Gramm Nüsse, die andere Gruppe bekam wöchentlich 1 Liter Olivenöl geschenkt. Nach 4,5 Jahren musste die Studie abgebrochen werden, denn die Gruppe, die sich fettarm ernährte, hatte im Vergleich zu den Gruppen, die mehr pflanzliche Fette verzehrten, eine höhere Rate an Herz-Kreislauf-Ereignissen wie Herzinfarkt oder Schlaganfall. **Auch die Entwicklung des Diabetes konnte durch die mediterrane Ernährung mit viel Olivenöl verhindert bzw. verzögert werden.**[44]

Ist eine Heilung des Typ-2-Diabetes möglich?

Wie kann man die erhöhten Insulinspiegel senken, ohne sich gleich einen Magen-Bypass legen zu lassen? Im Jahr 2011 erschien in »Diabetologia«, einem weiteren sehr anerkannten wissenschaftlichen

---

43 Estruch R, Ros E, Salas-Salvadó J, Covas MI, Corella D, Arós F, Gómez-Gracia E, Ruiz-Gutiérrez V, Fiol M, Lapetra J, Lamuela-Raventos RM, Serra-Majem L, Pintó X, Basora J, Muñoz MA, Sorlí JV, Martínez JA, Martínez-González MA; PREDIMED Study Investigators. Primary Prevention of Cardiovascular Disease with a Mediterranean Diet. N Engl J Med. 2013;368: 1279-90

44 Salas-Salvadó J, Bulló M, Estruch R, Ros E, Covas MI, Ibarrola-Jurado N, Corella D, Arós F, Gómez-Gracia E, Ruiz-Gutiérrez V, Romaguera D, Lapetra J, Lamuela-Raventós RM, Serra-Majem L, Pintó X, Basora J, Muñoz MA, Sorlí JV, Martínez-González MA. Prevention of Diabetes with Mediterranean Diets: A Subgroup Analysis of a Randomized Trial. Ann Intern Med. 2014; 160: 1-10

Journal, eine Arbeit, die international für Furore sorgte.[45] Die englische Arbeitsgruppe von Roy Talyor von der Universität *Newcastle upon Tyne* untersuchte insgesamt 11 Personen mit Typ-2-Diabetes und 9 Kontrollpersonen, die in Gewicht und Alter den Personen mit Diabetes vergleichbar waren, jedoch einen unauffälligen Glukosestoffwechsel zeigten. In Sekretionsanalysen (in diesem Fall eine Analyse zum Insulinausstoß) zeigte sich das zuvor beschriebene Bild: Die basalen Insulinspiegel waren bei den Personen mit Typ-2-Diabetes im Vergleich zu den adipösen Kontrollen deutlich erhöht. Die durch unterschiedliche Substanzen stimulierte Insulinausschüttung war hingegen bei den Personen mit Diabetes (Abb. 2b, Seite 122) im Vergleich zu übergewichtigen Kontrollpersonen (Abb. 2a, Seite 122) erheblich reduziert. Das bedeutet, ein Mensch mit Typ-2-Diabetes hatte zwar einen höheren Grundinsulinspiegel, jedoch konnten zugeführte Kohlenhydratmengen keinen normalen Anstieg der Insulinausschüttung hervorrufen. Es wurde zu wenig Insulin ausgeschüttet.

Anschließend wurden nur die Personen mit Typ-2-Diabetes mit einer Formula-Diät für acht Wochen behandelt. Diese bestand aus einer tägliche Kalorienaufnahme von 600 kcal pro Tag. Bereits nach einer Woche Formula-Diät – also noch vor einer signifikanten Gewichtsabnahme – normalisierten sich in dieser Gruppe der Personen mit Diabetes die Blutzuckerwerte und sämtliche Medikamente konnten abgesetzt werden. Erstaunlicherweise sanken die basalen Insulinspiegel ab und die stimulierten Insulinspiegel (Abb. 2c, Seite 122) stiegen wieder an und waren nach acht Wochen von denen der gesunden Kontrollen nicht mehr zu unterscheiden. Damit konnte erstmals belegt werden, dass ein Typ-2-Diabetes heilbar ist!

---

45 Lim EL, Hollingsworth KG, Aribisala BS, Chen MJ, Mathers JC, Taylor R. Reversal of Type 2 Diabetes: Normalisation of Beta Cell Function in Association with Decreased Pancreas and Liver Triacylglycerol. Diabetologia. 2011; 54: 2506-14

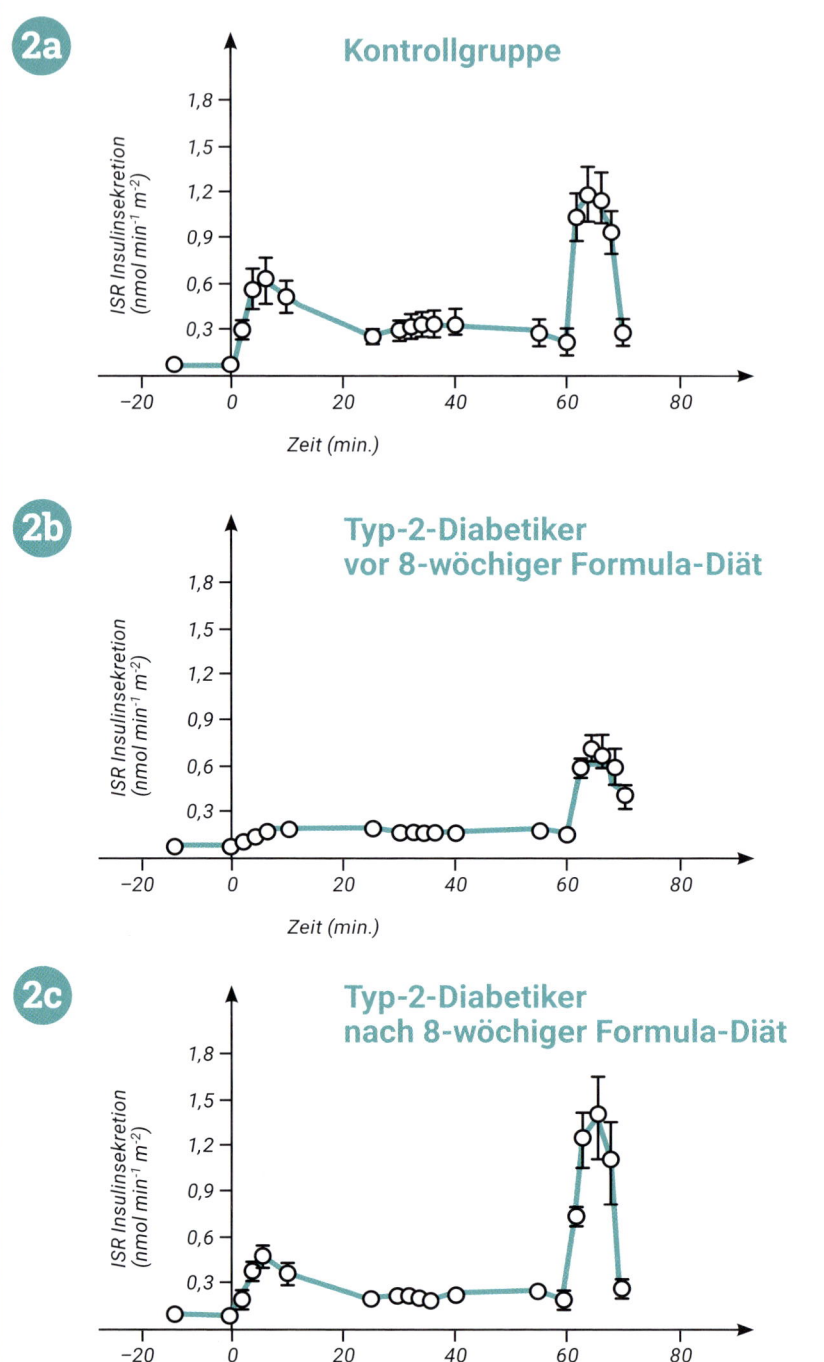

Abb. 2. Insulinproduktion nach einer Stimulation von übergewichtigen Kontrollpersonen (A) im Vergleich zu Patienten mit Typ-2-Diabetes vor (B) und nach 8-wöchiger Formula-Diät (C). Modifiziert nach (Lim E.L., Hollingsworth K.G., Aribisala B.S., Chen M.J., Mathers J.C., Taylor R., Reversal of Type 2 Diabetes: Normalisation of Beta Cell Function in Association with Decreased Ppancreas and Liver Triacylglycerol. Diabetologia. 2011; 54: 2506-14)

Gibt es Ergebnisse aus Deutschland?

Wir haben parallel im »Westdeutschen Diabetes- und Gesundheitszentrum« in Düsseldorf einen vergleichbaren Weg beschritten und ein 12-wöchiges strukturiertes Programm bestehend aus einer Formula-Diät und regelmäßigen Blutzuckerselbstkontrollen entwickelt.[46] Dazu werden in der ersten Woche sämtliche Mahlzeiten durch eine proteinreiche und kohlenhydratarme Formula-Diät, die mit etwas pflanzlichen Öl angereichert wurden (tägliche Kalorienzufuhr von ca. 1100 kcal), ersetzt. Ab der zweiten bis zur vierten Woche werden nur noch zwei Mahlzeiten durch die Formula-Diät ersetzt und ein proteinreiches Mittagessen eingenommen. Parallel sollen die Patienten vor und 1,5 bis 2 Stunden nach den »normalen« Mahlzeiten eine Blutzuckerselbstkontrolle durchführen. So bekommen sie einen Eindruck, welche Mahlzeiten gut und welche eher schlecht für ihre Blutzuckerwerte sind. In den nachfolgenden acht Wochen wird nur noch eine Mahlzeit ersetzt und es sind zwei kohlenhydratarme und proteinreiche »normale« Mahlzeiten vorgesehen. Dieses Programm wird nur bei Patienten mit einer unauffälligen Nierenfunktion eingesetzt. Sorgen, dass durch die erhöhte Proteinaufnahme Nierenschäden auftreten, sind laut aktuellen Studien unbegründet. In der ersten von uns durchgeführten Studie wurden nur Patienten mit einer Insulintherapie von mehr als 100 E Insulin am Tag eingeschlossen, die gleichzeitig erhöhte HbA_{1c} Werte aufwiesen.

Schon in den ersten Tagen des Programms kam es zu einer schnellen Besserung der Blutzuckerwerte, so dass die Insulintherapie deutlich reduziert werden musste. Parallel kam es zu einem signifikanten Absinken des HbA_{1c} und des Gewichtes. Nach 1,5 Jahren lagen der tägliche Insulinbedarf und das Gewicht immer noch signifikant niedriger als bei Studienbeginn. Teilnehmer, die die Ersatzkost auch nach Studienende beibehielten, konnten ihren HbA_{1c}, ihr Gewicht und ihren Insulinbedarf weiter reduzieren.

---

46 Kempf K, Schloot NC, Gärtner B et al. Meal replacement reduces insulin requirement, HbA_{1c} and weight long-term in type 2 diabetes patients with >100 U insulin per day. Journal of Human Nutrition and Dietetics 2014; 27 Suppl 2: 21–27.

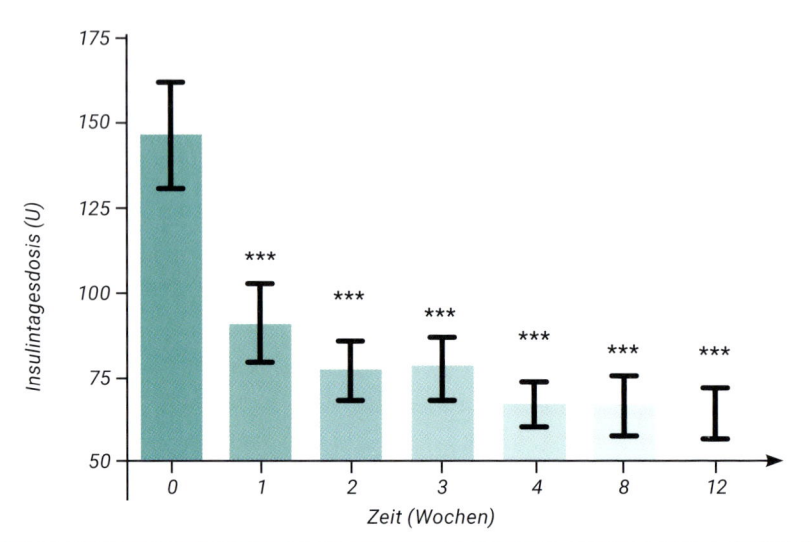

Abb. 3. Verlauf der benötigten Insulindosis pro Tag im Verlauf des strukturierten Formula-Diät-/Blutzuckerselbstkontroll-Programms des Westdeutschen Diabetes- und Gesundheitszentrum (modifiziert nach Kempf K., Schloot N.C., Gärtner B. et al., Meal Replacement Reduces Insulin Requirement, HbA_{1c} and Weight long-term in Type 2 Diabetes Patients with >100 U Insulin per Day. Journal of Human Nutrition and Dietetics 2014; 27 Suppl 2: 21–27)

Bei zwei Teilnehmern konnte die Insulintherapie komplett abgesetzt werden. Ganz aktuell konnte die Wirksamkeit dieses Programms im Rahmen eines telemedizinischen Ansatzes in einer randomisierten Studie an 200 Patienten mit Typ-2-Diabetes bestätigt werden.[47] Zusätzlich wurde das Programm für Betroffene in dem Buch »Das neue Diabetes-Programm« von Kerstin Kempf und Stephan Martin für den TRIAS-Verlag zusammengefasst.

---

47 Kempf K, Altpeter B, Berger J, Reuß O, Fuchs M, Schneider M, Gärtner B, Niedermeier K, Martin S. Efficacy of the Telemedical Lifestyle Intervention Program TeLiPro in Advanced Stages of Type 2 Diabetes: A Randomized Controlled Trial. Diabetes Care. 2017 May 12. pii: dc170303. doi: 10.2337/dc17-0303. [Epub ahead of print]

Ausblick

Es wird in den kommenden Jahren sicher wichtig sein, das Thema Typ-2-Diabetes im Sinne von Sir Muir Gray kritisch zu hinterfragen. Kommt man zu dem Schluss, dass es sich um eine Erkrankung wie die rheumatoide Arthritis handelt, dann werden wir bald den überwiegenden Teil der Patienten mit drei bis vier Diabetes-Medikamenten behandeln und erreichen amerikanische Verhältnisse mit Insulindosen von bis zu > 500 IE/Tag.

Sehen wir den Typ-2-Diabetes jedoch als »Walking Deficiency Syndrome«, eine umkehrbare Erkrankung, die durch fehlende Bewegung und falsche Ernährung entsteht, müssen wir in unserem Gesundheitssystem neue Wege gehen und Patienten bei einer Lebensstiländerung stärker als bisher unterstützen.

Wie diese Unterstützung aussehen kann, zeigt Diabetes ist heilbar ab Seite 136. Welche Hindernisse es gibt, wird im Folgenden geklärt. Eines steht schon einmal fest: Egal, ob die Insulinresistenz Folge einer Insulinüberproduktion durch Fehlernährung oder die direkte Folge einer Fehlernährung sowie von zu wenig Bewegung ist – Insulingaben als Mittel der ersten und einer langfristigen Wahl sowie eine Ernährung mit vielen Kohlenhydraten, die die Insulinproduktion fördert, sollten im Interesse der Betroffenen nicht angestrebt, sondern vermieden werden. Der Behandlungsalltag bei Prädiabetes und Diabetes sieht jedoch oft ganz anders aus.

Insulin-paradies Deutschland

In diesem Kapitel lesen Sie vor allem mehr über:

▷ systembedingte Hemmnisse hinsichtlich einer gesünderen Behandlung von Diabetes
▷ Maßnahmen, um diese Hemmnisse abzuschaffen

Wir haben viel Positives über die Reduzierung der für den Körper notwendigen Insulinmenge erfahren und die dargelegten Fakten in *Diabetes ist heilbar* haben ergeben: Wer insbesondere bei Übergewicht, Prädiabetes und Typ-2-Diabetes die Kalorienaufnahme, vor allem aus Kohlenhydraten, reduziert, kann:

→ Gewicht verlieren und seine Blutfettwerte verbessern
→ eine Entstehung von Typ-2-Diabetes verhindern
→ bei einer bestehenden Typ-2-Diabetes-Erkrankung kurz-, mittel- und sogar langfristig auf ansonsten womöglich nötige Insulingaben verzichten
→ im Idealfall Typ-2-Diabetes heilen

Ebenso wurde gezeigt, dass dies mit einer reduzierten Kohlenhydrataufnahme und einer proteinreicheren Ernährung besonders im Hinblick auf Diabetes zum einen sehr gut funktioniert und zum anderen weitere Vorteile hat: So können zum Beispiel bei nötigen Insulininjektionen (bei Typ-1- und Typ-2-Diabetes) die Blutzuckerwerte besser im Normbereich (ohne viele Hyper- und Hypoglykämien) gehalten werden und der Insulinbedarf sinkt entscheidend.

Spannend wird es, wenn man mit Medizinern – vor allem solchen, die nicht zu den bekennenden Verfechtern der Low-Carb-Ernährung zählen – spricht und diese revolutionär anmutenden Möglichkeiten der Diabetes-Therapie und -prävention thematisiert.

»Ach, dass man eine Symptomfreiheit über Diät erreichen kann, ist doch nichts Neues«, bekommt man so und ähnlich erstaunlicherweise nicht selten zu hören. Im selben Atemzug wird oft ergänzt: »Da muss der Patient aber durch eine Ernährungs- und Lebensstilumstellung mitspielen und der Praxisalltag zeigt, dass viele das nicht können oder wollen.« Deutschland zählt zu den führenden Ländern Europas, wenn es um Insulinverschreibungen geht. Liegt das daran, dass die Menschen mit Diabetes hier eine schlechtere »Compliance« aufweisen als anderswo? Wohl kaum. Die Probleme scheinen auch systembedingt zu sein.

Systembedingter Insulinfokus in Deutschland – schlechte Chancen für Prävention und Heilung von Diabetes

Einige Mediziner und Journalisten sind auf den »morbiditätsbedingten Risikostrukturausgleich« (kurz Morbi-RSA), der aus dem »Gesundheitsfond« finanziert wird, aufmerksam geworden. Demnach werden gesetzliche Krankenkassen jährlich pro insulinpflichtigem Diabetiker bezuschusst. Der Morbi-RSA soll den monetären Risikofaktor chronisch kranker Versicherter für Krankenkassen ausgleichen. So bekommen Krankenkassen derzeit 2249 Euro als Ausgleich für mit Insulin therapierte Diabetiker.

»Die ordentliche Höhe der Summe ergibt sich auch aus dem einkalkulierten Risiko eines insulinpflichtigen Diabetikers, den man als gefährdeter für weitere Erkrankungen einschätzt als einen mit Tabletten behandelten Diabetiker. Das macht mit Insulin gut eingestellte Diabetiker finanziell attraktiv für Krankenkassen und hemmt den Anreiz für Investitionen in Lebensstilprogramme, die zu einem Absetzen des Insulins bei Typ-2 führen könnten. Man sollte daher den Morbi-RSA dringend um einen präventionsorientierten Risikostrukturausgleich ergänzen, so etwas wie einen Prävi-RSA,« attestiert und fordert Prof. Dr. Martin in Richtung der politischen Akteure.

In einem Interview mit dem Magazin »Stern«[48] sagte ein Sprecher der AOK zwar, dass der Zuschuss in Höhe von 2249 Euro viel zu gering sei, um relevant zu sein, und im Hinblick auf die Finanzen der Kassen unverhältnismäßig sei, da die Kosten für insulinpflichtige Diabetiker ansonsten viel höher wären, doch lassen sich nach Stern-Recherchen diese Aussagen nicht belegen, im Gegenteil, sie ergaben: Die Kosten für Blutzuckerkontrollen liegen niedriger.

Die Expertin für das Versorgungsmanagement der DAK-Gesundheit, Gabriela Kostka, erklärt hierzu im Interview für *Diabetes ist heilbar*, die an das Morbiditätsrisiko der Versicherten angepassten Zuweisungen, die eine Krankenkasse aus dem Gesundheitsfond erhalte, würden jedes Jahr neu festgelegt, und daher seien Rückschlüsse zur wirtschaftlichen Attraktivität eines Diabetikers nur bedingt möglich. Unabhängig davon, wie viel Einfluss monetäre staatliche Zuschüsse für Menschen mit Diabetes auf Krankenkassen nun tatsächlich haben, klar ist, dass finanzielle Anreize von politischer Seite vor allem dahingehend getätigt werden müssen, Maßnahmen zu fördern, die den Krankheitsverlauf verbessern und – mit Blick auf das Wissen um die Heilbarkeit – die Erkrankung aufzuhalten oder sogar zu heilen.

Kein Zweifel besteht nach den Recherchen für *Diabetes ist heilbar* **darin, dass eine engmaschige, auf Lebensstiländerungen abzielende Behandlung eines Diabetikers oder auch Prädiabetikers schlichtweg nicht im Rahmen der Erstattungsmöglichkeiten der Krankenkassen liegt.**

Hinzu kommt, dass ein mit Insulin behandelter Diabetiker aus finanziellen Gesichtspunkten für Ärzte einfacher zu betreuen ist und, wie u.a. die Experten Prof. Dr. Hauner, Prof. Dr. Martin und Prof. Dr. Müssig einhellig feststellen, auch »günstiger« ist, denn Insulin wird außerhalb des quartalsmäßigen Verschreibungskontigents von Ärzten betrachtet. »Andere Diabetes-Medikamente, besonders die innovativen Produkte wie Gliflozine, Gliptine und Inkretininmimetika hingegen nicht. Diese Substanzgruppen helfen im Gegensatz zu Insulin, das Gewicht zu reduzieren. Während Insulin im Jahr zwei bis drei Kilogramm Gewichtserhöhung bringen kann, helfen diese Medikamente,

---

[48] Artikel: Weg von der Spritze, erschienen im Stern, 03.11.2016, S. 123 f.

das Gewicht um bis zu sieben Kilogramm zu reduzieren. Im Rahmen einer ergänzenden Ernährungstherapie sogar noch mehr. Wir bekommen regelmäßig einen blauen Brief der Kassen, weil wir wegen unserer Insulinzurückhaltung mehr gewichtssparende Medikamente als der Durchschnitt einsetzen. Das Resultat einer patientengerechten Behandlung. Das kann nicht richtig sein,« stellt Dr. Riedl dazu fest. Prof. Dr. Martin ergänzt: »Insulintherapien sind im Übrigen gesamtgesellschaftlich betrachtet als erstes Mittel der Wahl nicht wünschenswert. Abgesehen von den Gefahren und Nebenwirkungen für den Einzelnen sind sie nämlich auch teuer.«

Flankiert wird diese Schieflage in der Behandlungspraxis einerseits durch die Übernahme von Schulungsangeboten für Diabetiker, zum Beispiel im Umgang mit Mess- und Spritzinstrumenten und dem darauf abgestimmten Essen, andererseits werden aber präventive und kurative ernährungsmedizinische Maßnahmen nicht obligatorisch angeboten. Eine Ernährungstherapie ist nicht als »Heilmittel« zugelassen und damit auch nicht verschreibbar, wodurch Krankenkassen eine solche Leistung nicht einfach erstatten können. Nicht selten wird auch dadurch zu rasch der Rezeptblock für Medikamente und Insulin gezückt und der Patient bleibt obendrein ohne eingehende und individuell angepasste Ernährungsberatung zurück.

»Eine ursächliche Diabetes-Therapie ist das nicht. Wenn Übergewicht die Ursache des Typ-2-Diabetes ist, dann sollte die Gewichtsoptimierung im Vordergrund stehen und nicht die Verordnung von gewichtssteigernder Medikation. Das ist kausale Therapie«, so Dr. Riedl.

Die Recherchen für *Diabetes ist heilbar* haben eindeutig ergeben, dass die individuell richtige Ernährung das entscheidende Element einer erfolgreichen Diabetes-Therapie ist und somit ernährungsmedizinsche und -therapeutische Maßnahmen eine enorme Bedeutung haben und obligatorisch verordnet werden sollten. Jedoch werden diese gar nicht oder nur im Hinblick auf Ernährungsberatungen teilweise von Krankenkassen übernommen. »Private Kassen kommen gar nicht für eine Ernährungsberatung auf, wenn sie von Diätfachleuten durchgeführt wird, gesetzliche Kassen oft gar nicht oder nur zum Teil und nur in Ausnahmefällen ganz«, sagt Dr. Riedl, »eine traurige Bilanz, wissen wir doch, wie viel mehr Gesundheit wir bei unseren Patienten damit herstellen könnten.«

Erschwerend kommt hinzu, dass derzeit immer noch lediglich die von der Zentralen Prüfstelle (ZPP) anerkannte DGE-Ernährungsmedizin, wenn überhaupt, erstattungsfähig ist. Zu deren Statuten in Sachen Kohlenhydrate gibt es nicht mehr viel zu sagen: Kohlenhydrate aus Getreide stehen dort, wie detailliert beschrieben, immer noch hoch im Kurs. Es erscheint geradezu irrwitzig, dass diese Institution immer noch die einzigen von den Kassen anerkannten Ernährungsempfehlungen und Lehrvorgaben u.a. auch für Menschen mit Diabetes herausgibt. Eine telefonische Nachfrage bei der ZPP vom 10.07.2017 ergab eine Bestätigung der DGE als weiterhin notwendige Zertifizierungsstelle.

In der nationalen Versorgungsleitlinie von Bundesärztekammer, Kassenärztlicher Bundesvereinigung und der »Arbeitsgemeinschaft der Wissenschaftlichen Medizinischen Fachgesellschaften zur Therapie des Typ-2-Diabetes«[49] wird als eine der Erstmaßnahmen bei der Feststellung von Typ-2-Diabetes explizit eine Ernährungstherapie empfohlen, bevor bei Nichterfolg zu Medikamenten und schließlich Insulin gegriffen werden soll. De facto aber kann diese gar nicht richtig mit den Krankenkassen abgerechnet werden. Der Anreiz sowie die Möglichkeit für Ärzte, solche Wege zu gehen, liegt dadurch bei gleich null. Zudem verfügen die meisten diabetologischen Schwerpunktpraxen und niedergelassenen Hausärzte nicht über die notwendigen ernährungstherapeutischen Angebote bzw. die notwendige Ausbildung. Während Diabetes-Schulungen gleich von den Kassen übernommen werden, bleibt eine intensive, fachgerechte Beratung zur Ernährung aus. »Zwischen einer Diabetes-Schulung und einer Ernährungsberatung bzw. -therapie durch einen Ernährungsmediziner oder Ökotrophologen liegen Welten«, berichtet Dr. Riedl. »Wenn ich den Diabetes

---

49 http://www.leitlinien.de/mdb/downloads/nvl/diabetes-mellitus/dm-therapie-1aufl-vers4-kurz.pdf S.31, zuletzt eingesehen am 03.07.2017

durch eine rechtzeitige Ernährungstherapie in die Remission – sprich Heilung – zwingen kann, muss ich Betroffene in Diabetes-Schulungen nicht mit dem Handling von Folgeschäden traktieren, die wir so mit hoher Wahrscheinlichkeit ja verhindern können. Jede Diabetes-Schulung und auch die Insulineinstellung werden bezahlt – nicht jedoch die Verhinderung der Therapieeskalation. Dafür braucht es eine qualifizierte Ernährungstherapie, Ernährungsmedizin und eine individualisierte Beratung. Das ist mehr als das Lehren der DGE-Empfehlungen durch Diätassistenten.«

Patienten kommen teilweise aus weiten Teilen Deutschlands zu Dr. Riedl in das auf Ernährungsmedizin und Diabetes spezialisierte Zentrum »medicum« in Hamburg. »Nicht wenige von ihnen kommen zu uns, da sie wissen, dass ihnen eine Ernährungstherapie helfen kann. Sie erhalten diese nur schlicht und ergreifend nicht im medizinischen Umfeld ihres Wohnortes.«

Faktencheck: systembedingter Insulinfokus

Dass durch Lebensstiländerungen vor allem hinsichtlich der Ernährung eine Vielzahl von Diabetes-Erkrankungen verhindert, aufgehalten und umgekehrt werden können, wird im Gesundheitssystem kaum berücksichtigt. Dabei käme entsprechenden Maßnahmen bereits zum Teil primär-präventiv die entscheidende Bedeutung dabei zu, das System ökonomisch zu entlasten und die Lebensqualität vieler Menschen zu verbessern.

Egal, ob der zum Thema »Kohlenhydrate reduzieren« konservativ eingestellte Prof. Dr. Müssig, oder die Low-Carb-Verfechter Dr. Riedl und Prof. Dr. Martin, sie alle erkennen in den systembedingten Anreizen *pro* schnellen Insulinverschreibungen die Hemmnisse für eine Ernährungstherapie und ein entscheidendes Problem für eine nachhaltige Diabetes-Therapie. **Höchste Zeit, das zu ändern.**

Maßnahmen für eine sinnvolle Diabetes-Therapie

Eine Mail mit mehreren Nachfragen zur Diabetes-Therapie bei der Pressestelle der als aufgeschlossen geltenden Krankenkasse TK wurde leider nicht beantwortet. Ein Interview mit Gabriela Kostka von der DAK macht jedoch Hoffnung, dass der Ernährung als Schlüsselelement der Diabetes-Therapie im Rahmen ganzheitlicher Ansätze (etwa bewegungs- und verhaltenstherapeutischer Art) und auch hinsichtlich der Übernahme von Leistungen durch die gesetzlichen Krankenkassen in Zukunft Rechnung getragen werden könnte.

Gabriela Kostka vom Referat Gesundheits- und Versorgungsmanagement befasst sich mit den Möglichkeiten präventiver Maßnahmen, um Erkrankungen wie Typ-2-Diabetes zu verhindern beziehungsweise Erkrankungsverläufe zu verbessern oder auch Remissionen zu erzielen. Kostka ist selbst von Typ-2-Diabetes betroffen und weiß aus eigener Erfahrung: »Ich habe seit meiner Schwangerschaft vor mittlerweile 18 Jahren mein Übergewicht nicht verloren. Leider wurde bei mir mittlerweile Typ-2-Diabetes diagnostiziert. Die obligatorische Diabetes-Schulung bei einer Diätassistentin in einer Praxis in Hamburg ergab, ich könne alles essen, Hauptsache ich spritze entsprechend.«

Gabriela Kostka wurde sofort auf Insulin gesetzt. Sie nur mit Medikamenten oder womöglich einer Diät zu behandeln, kam allem Anschein nach gar nicht erst in Frage: »Dass eine Ernährungsumstellung und eine diabetesbewusste Ernährungsweise dringend erfolgen müssten, stand dabei gar nicht zur Debatte. Ein übergewichtiger ‚Neudiabetiker' hört es gern, wenn nur durch das jeweils an die Nahrungsaufnahme gekoppelte Spritzen von Insulin, liebgewonnene Essgewohnheiten beibehalten werden können. Es erscheint so schön bequem und einfach«, folgert Kostka. Dem scheinen viele Arztpraxen, entgegen dem was verantwortungsvoll und medizinisch geboten wäre, nachzukommen. »Ein entscheidendes Problem in der Diabetes-Therapie von heute«, erläutert Dr. Riedl, »ist, dass eine richtige Ernährungstherapie zur Gewichtsabnahme und für ein gesünderes Leben oft erst gar nicht angeboten wird. Und das Schlimmste ist: Menschen im Vorfeld des Diabetes erhalten kein reguläres Behandlungsangebot, um sie vor dem Schicksal zu bewahren. Prädiabetes ist nicht mal eine anerkannte Diagnose. Es wird wertvolle Zeit verschenkt, in der die Bauchspeicheldrüse immer schwächer wird und die Heilungschancen sinken.«

Gabriela Kostka sagt: »Andere Patienten im Wartebereich beim Arzt berichteten mir, dass orale Medikamente (wie z. B. Metformin) auf die Nieren gehen würden und ich mit Insulin ja viel freier Leben könnte. Doch Typ-2-Diabetes ist nun mal verhaltensinduziert. Wir müssen dahin kommen, den Menschen dabei zu unterstützen, diese Krankheitsprozesse zu revidieren.« In Zusammenarbeit mit Dr. Riedl und dem Team vom »medicum« Hamburg erarbeitet das Team der »DAK-G«, dem auch Gabriela Kostka angehört, Möglichkeiten, dies umzusetzen. Kostka, die selbst derzeit eine Ernährungsumstellung nach der LOGI-Methode vollzieht, sagt: »Wir müssen es schaffen, dass Ernährungstherapie als Heilmittel zugelassen wird. Das bedeutet, sie muss verschrieben und in einer ernährungsmedizinischen Praxis wahrgenommen werden können. Ich sehe hierin eine entscheidende Maßnahme, um Diabetes-Typ-2 einzudämmen. So können wir nicht nur Menschen Möglichkeiten für mehr Gesundheit eröffnen, wir können auch immens viele Kosten sparen!«

Entscheidende Vorteile für Menschen mit Typ-1-Diabetes

Eine Ernährungstherapie ist nicht nur bedeutend hinsichtlich der Prävention und Behandlung von Typ-2-Diabetes, denn auch bei den zunehmend übergewichtigen Typ-1-Diabetikern kommt ihr eine immer wichtigere Rolle zu. Und sie kann darüber hinaus die Einstellung und damit den Verlauf der Erkrankung entscheidend positiv beeinflussen. Auch hier ist ein Umdenken weg von der Kohlenhydratbetonung hin zur Individualität gefragt. Momentan lernt ein Diabetiker meist bei der obligatorischen Diabetes-Schulung verkürzt gesagt: »Langkettige Kohlenhydrate sind gut, zu viel Fett und Protein schlecht.« Im schlechtesten Falle, wie an dem Beispiel von Gabriela Kostka deutlich wurde, bleibt es bei: »Aber wenn man richtig spritzt, kann man alles essen. Insulin macht das Leben leichter.« So ist natürlich eine Berg- und Talfahrt der Blutzuckerwerte und der Weg zu einem Leben mit hohen

Insulindosen vorprogrammiert. In einem Gespräch mit dem Typ-1-Patienten Christian (Name geändert), der die Diabetes-Diagnose vor 11 Jahren mit Ende 20 bekam, erzählt dieser: »Man zeigte mir in der Schulung diese Pyramide und wie ich bei Kohlenhydraten rechnen muss wegen des Spritzens.« Auf die Frage hin, inwiefern er sich weiter informiert habe, antwortet Christian, er habe sich vor allem darüber informiert, wie er spritzen muss, um das essen zu können, worauf er Lust habe. Heute spritzt Christian zusätzlich zu seinen Basalinsulininjektionen circa 60 Einheiten Bolusinsulin (Mahlzeiteninsulin) am Tag. Sein HbA_{1c} liegt mit 6,7 Prozent in einem »guten« Bereich, jedoch berichtet Christian von vielen Unterzuckerungen. »Das ist leider typisch«, sagt Dr. Riedl, »wünschenswerte HbA_{1c}-Werte werden nicht selten von insulinpflichtigen Diabetikern mit vielen Unterzuckerungen bezahlt. Hier lässt der HbA_{1c} schlechtere Rückschlüsse darauf zu, ob der Patient gut eingestellt ist. Bei Typ-1 hat eine kohlenhydratreiche Ernährung mit vielen und hochdosierten Insulininjektionen leider meistens auch mehr Unterzuckerungen zur Folge. Eine gute, gesunde und gleichmäßige Einstellung ist so erschwert.«

Die Online-Gruppe »Typeonegrit« besteht aus Typ-1-Diabetikern, die an Dr. Bernsteins Ausführungen orientiert vornehmlich kohlenhydratarm leben. Die Mitglieder der Gruppe berichten über die Verläufe ihrer Blutzuckerwerte, die teilweise mit den Verlaufskurven von Gesunden vergleichbar sind. Einige von ihnen weisen dabei HbA_{1c}-Werte im Bereich von fünf bis sechs ohne nennenswerte Unterzuckerungen auf. Durch die neuen Blutzuckermesssysteme per Sensor können diese gleichmäßigen Verläufe gut dokumentiert werden. Solche Auskünfte sind nicht evidenzbasiert dokumentiert, wie eine Leitlinie (so werden die durch Studien fundierten Empfehlungen bei Diabetes von der DDG genannt) es erfordert. Sie lassen jedoch aufhorchen und festhalten:

Wir müssen unseren Körper durch unsere Ernährung nicht mit großen Mengen Insulin konfrontieren – egal, ob es durch die eigene Bauchspeicheldrüse ausgeschüttet oder injiziert werden muss. Der Mehrwert von einem Leben mit mäßigen oder geringen Mengen Insulin im Stoffwechsel scheint in vielen Fällen gesünder zu sein – besonders wenn einer der Diabetes-Typen oder ein Prädiabetes vorliegt.

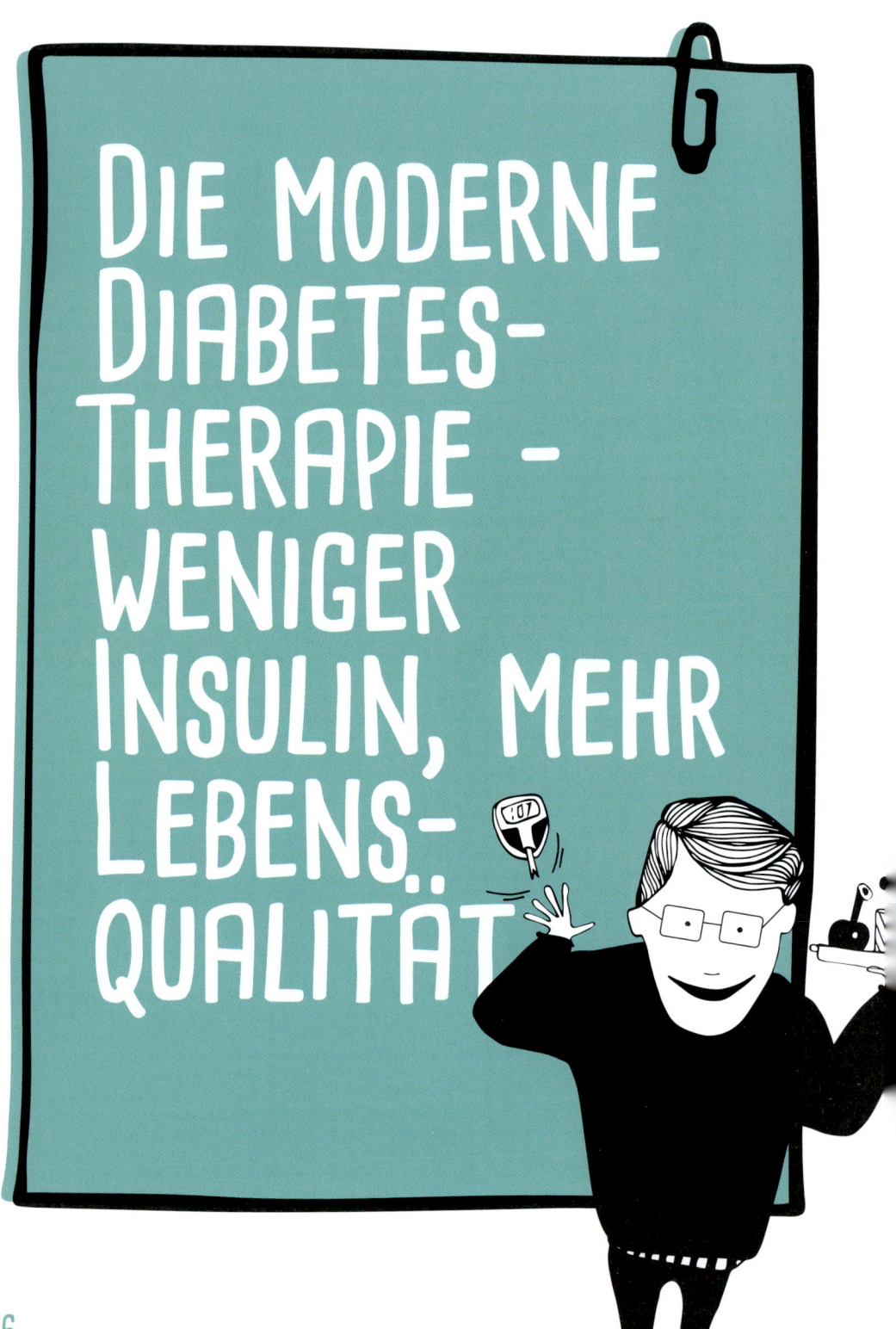

In diesem Kapitel lesen Sie unter anderem mehr über:

⟿ eine moderne Diabetes-Therapie, die aktuelle Erkenntnisse mit einbezieht
⟿ die LOGI Methode

> Die Recherchen von *Diabetes ist heilbar* haben unter anderem gezeigt: Das Reduzieren von Kohlenhydraten hat entscheidende Gesundheitsvorteile bei der Prävention und bei der Behandlung von Diabetes.
>
> Weitere Bedingungen dafür, dass diese Reduktion gesund und gesünder ist als andere Ernährungsformen, sind:
>
> → Gemüse- und damit ballaststoffreich essen
> → tierische Produkte aus möglichst artgerechter Haltung ohne künstliche Zusätze verzehren
> → auch auf pflanzliche Protein- und Fettquellen aus Gemüse, Nüssen, Samen und Hülsenfrüchten zurückgreifen
> → auf ein günstiges Fettsäurenverhältnis achten

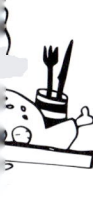

Nicht nur Studien geben diesen Feststellungen Recht, sondern auch die Behandlungspraxis innovativer Mediziner aus Deutschland, Europa und Übersee. Ob Prof. Dr. Martin aus Düsseldorf, Dr. Matthias Riedl aus Hamburg oder Dr. Bernstein aus den USA – diese und weitere Experten ziehen ihr Wissen, das sie mit den Lesern von *Diabetes ist heilbar* teilen, nicht nur aus Studien und theoretischen Überlegungen, sondern aus ihrer langjährigen Erfahrung als Behandler – oder im Falle von Dr. Bernstein auch aus dem bereits über 70 Jahre anhaltenden »Selbstversuch« als Typ-1-Diabetiker.

Dr. Riedl lässt sein Wissen tagtäglich in die Ernährungstherapie, die am Medizinzentrum »medicum« in Hamburg angeboten wird, einfließen. In Fragen einer zukunftsorientierten und modernen Diabetes-Therapie steht für ihn *vor* dem Hintergrund dieses Wissens das Individuum. Was für einen Menschen gut und gesund ist, ist in abgestecktem Rahmen nämlich durchaus individuell festzulegen anstatt pauschal zu verordnen. Dr. Riedl geht – genauso wie Prof. Gardner der Stanford University, Prof. Dr. Hauner aus München und Prof. Dr. Schürmann aus Berlin – von einer nicht unerheblichen genetischen Disposition dafür aus, wie aufgenommene Makronährstoffe verstoffwechselt werden. Salopp gesagt, können zwei Menschen bei gleicher körperlicher Aktivität, gleichem Alter, gleicher Größe und gleichem Gewicht ganz unterschiedliche Mengen Kohlenhydrate vertragen. Ebenso kann es mit Fett oder Protein sein.

Physiologisch bedingte Hindernisse beim Abnehmen

Je nachdem, was unser Körper braucht, wird uns dies normalerweise vom Gehirn über den Appetit auf unterschiedliche Speisen vermittelt. Durch das große Angebot hochverarbeiteter Nahrungsmittel heutzutage, kann dieses natürliche Empfinden jedoch gestört sein. Dies begünstigt Fehlernährung und damit Übergewicht und erschwert es, auf ein gesundes Körpergewicht zu kommen.

Im Falle von adipösen Menschen kommt nicht selten eine weitere Erschwernis hinzu: Sie entwickeln eine Resistenz für das in den Fettzellen produzierte Hormon Leptin, das u.a. für das Sättigungsgefühl zuständig ist. Bei einem gesunden Körper vermittelt das Hormon dem Gehirn, dass die Zellen genügend Energie aufgenommen haben – wir fühlen uns satt. Liegt eine Leptinresistenz vor, wird das Sättigungsgefühl verringert oder gar nicht mehr vermittelt, was eine gesunde Gewichtsregulation erheblich erschwert.

Bei einer Leptinresistenz liegt – ähnlich wie Insulin bei der Insulinresistenz – meist zunächst zu viel Leptin im Blut vor, das jedoch seine Funktion, eine Sättigung zu vermitteln und den Körper anzuweisen, Energiereserven aus den Fettzellen zu ziehen, nicht erfüllt. Hohe Leptinwerte im Blut führen zu einem verminderten Drang nach körperlicher Aktivität, was eine weitere Gewichtszunahme und Ausweitung der Leptinresistenz begünstigt – ein Teufelskreis. »Diesen kann man jedoch, wie eine Insulinresistenz auch, umkehren, wenn man es schafft, Gewicht zu verlieren, und sich nicht überernährt«, weiß Prof. Dr. Schürmann.

Das Problem mit den Makronährstoffvorgaben im Einzelfall

Das, was lange Zeit als »gesunde Ernährung« schlechthin für Menschen mit und ohne Diabetes galt – kohlenhydratreich und fett- sowie proteinarm zu essen – kann nicht bestätigt werden. Für einen gesunden und körperlich sehr aktiven Menschen stellen viele Kohlenhydrate meist kein Problem dar, genügend Proteine und Nahrungsfette sind jedoch ebenso wichtig, um eine ausreichende Versorgung des Organismus zu gewährleisten. Selbst die DGE hat in ihrer Stellungnahme zur Petition der Ernährungsberaterinnen Blumenschein und Kluthe-Neis betont, ihre Empfehlungen in Form von Ernährungskreis, -pyramide und den 10 Regeln seien nicht so starr zu verstehen und vor allem für gesunde Menschen gedacht. Wir dürfen also, selbst nach DGE-Vorgaben, über das Credo vieler Kohlenhydrate hinausdenken.

Bedenken wir nun die neuen Erkenntnisse und das spannende und derzeit stark beforschte Feld der Nutrigenetik, gibt es einiges festzuhalten. Wenn die Verwertung der drei Makronährstoffe und damit ihre individuelle Verträglichkeit von Mensch zu Mensch – womöglich stark – variieren kann, so können Vorgaben zur Verteilung der Makronährstoffe bei dem einen günstig, bei jemand anderem wiederum ausgesprochen ungünstig sein.

Stellen wir uns folgendes Beispiel vor:

Thomas hat eine persönliche und damit womöglich auch physiologische Präferenz für fett- und proteinreichere Nahrung und entwickelt rascher als andere eine Insulinresistenz bei einer Fehlernährung durch viele Kohlenhydrate, da er sein individuell gesundes Maximum an Kohlenhydraten schnell erreicht, diesen Makronährstoff also nicht so gut verstoffwechseln kann. Thomas möchte gesund leben. Medien, ärztliche Empfehlungen und offizielle Stellen wie die DGE vermitteln ihm, mindestens 50 Prozent seiner täglich aufgenommenen Nahrung sollen aus vornehmlich komplexen Kohlenhydraten bestehen, also z. B. aus Vollkornprodukten. Außerdem soll er mehrmals täglich Obst und Gemüse essen.

Thomas ist, wie viele andere Menschen auch, kein Ernährungsspezialist, also versucht er, sich an die Vorgaben zu halten. Er schmiert sich mehrfach täglich ein dickes Vollkornbrot, isst Bananen und Äpfel und stößt rasch an seine tägliche Kaloriengrenze, bei deren Überschreitung er Gewicht zunehmen würde. Kohlenhydratreiche Nahrung macht Thomas darüber hinaus eher müde und nach einem zu den Empfehlungen passenden Frühstück mit zwei Vollkornbrötchen und einem Stück Obst, würde er sich am liebsten wieder ins Bett legen und noch eine Stunde schlafen. Thomas' Körper verlangt eigentlich auch nach fett- und proteinreicher Nahrung, ebenso wie sein Geschmacksempfinden. Daher wird Thomas jedes seiner Vollkornbrote ordentlich bestreichen und belegen, etwa mit Pflanzenmargarine, Wurst oder Käse. Thomas befindet sich damit schnell in einer positiven Kalorienbilanz und nimmt zu, denn er weiß wie viele andere nicht, wie viel Energie in jedem einzelnen Nahrungsmittel steckt.

Warum auch? In einem Land voller Experten wie Deutschland profitieren die Menschen idealerweise davon, sich auf Expertenmeinungen und -empfehlungen zu verlassen. Jeder von uns ist zunehmend spezialisierter in seinem Themen- und Wissensbereich und nicht jeder Mensch kann alles wissen. **Umso wichtiger ist es, dass Empfehlungen verlässlich sind – vor allem wenn es um unsere Gesundheit geht.**

Nehmen wir ein weiteres Beispiel:

Linda liest ebenfalls die DGE-Ernährungsempfehlungen und freut sich: Denn das meiste, was sie mag, ist unproblematisch und empfohlen. Sobald Sie sich anstrengt, verlangt ihr Körper nach kohlenhydratreicher Nahrung. Ein Vollkornbrötchen isst sie auch gerne ganz ohne Belag, ihr schmeckt es genau so, wie es ist. Linda sündigt auch gerne mal, es sind dann aber eher ein paar Fruchtgummis, also fettfreie Zuckerbomben. Da Linda bereits nach eigenem Empfinden ein Kohlenhydrattyp ist, kommt sie angesichts der Empfehlungen kaum auf die Idee, viel zu ändern.

Anders Thomas: Während er sich früher gerne einfach ein dickes Stück Käse oder kalten Braten aus dem Kühlschrank holte, wenn er Hunger hatte, kombiniert er diese Dinge jetzt stets mit einer ordentlichen Scheibe Brot, er soll ja vor allem Kohlenhydrate aus Vollkornprodukten essen.

Diese Beispiele sind fiktiv und zugespitzt, zeigen jedoch das Dilemma allgemeiner Empfehlungen. Sie können dazu verleiten, ungewollt der Gesundheit sogar eher zu schaden. Im Falle von Menschen mit Diabetes zeigt sich dieses Dilemma umso stärker: Die meisten, die eine an den allgemeinen DGE-Kriterien ausgerichtete kurze Ernährungsberatung im Rahmen einer Diabetes-Schulung bekommen, bringen wenig Ernährungswissen mit. Oberflächliche Informationen bleiben hängen, salopp gesagt heißt das: »Kohlenhydrate gut, Fett schlecht, auch Protein nur in Maßen« kombiniert mit »solang man richtig spritzt und der HbA_{1c} passt, ist alles ok«.

Selbst bei aufgeschlossenen Diätassistenten, die auch andere Ernährungsoptionen individuell und patientengerecht anbieten würden, bleibt eine Beratung viel zu kurz – auch, da es sich um keine wirklich ernährungstherapeutische und -medizinische Maßnahme handelt, die das Individuum genau betrachtet. Die Vorgaben sehen eine individualisierte Beratung, die auch mehr Zeit in Anspruch nehmen würde, nicht vor.

Würde ein Mensch wie Thomas aus unserem Beispiel Diabetes diagnostiziert bekommen, so würde durch die eher oberflächliche Diabetes-Schulung vermutlich in Sachen Gesundheit und Gewichtsabnahme wenig Sinnvolles erreicht werden. Würde man ihm eine kohlenhydratreduzierte und dafür proteinreichere Ernährung mit viel Gemüse empfehlen, könnte er davon gesundheitlich entscheidend profitieren und die Ernährungsweise käme dabei seiner Präferenz und womöglich auch seiner genetischen Disposition näher.

Möglichkeiten der Ernährungstherapie

Natürlich wäre es schön und einfach, wenn unser individueller Instinkt uns sicher leiten würde, wenn es darum geht, zu wissen, welche Nahrungsmittel für uns gesund sind und welche nicht. Durch das Überangebot vor allem an verarbeiteter, aromatisierter und stark gewürzter und gezuckerter Nahrung, gelingt es aber den wenigsten, sich nur auf den Instinkt zu verlassen, vor allem da dieser auch zum »Hamstern« neigt.

Jedoch ist und muss die persönliche Präferenz ein entscheidendes Kriterium bei der Auswahl der Nahrungsmittel sein – neben der Betreuung durch Experten, die den Betroffenen in seiner Individualität betrachten und beraten. Den eigenen Präferenzen so gut wie möglich gerecht zu werden, ist zum einen ein entscheidender Pfeiler des Vorhabens, sich ohne Gefühle des Verzichts langfristig bedarfsgerecht und gesund zu ernähren. Zum anderen lässt die persönliche Präferenz auch Rückschlüsse auf die individuelle Beschaffenheit unserer genetischen Disposition hinsichtlich Ernährung zu. Ziel einer Ernährungstherapie sollte es daher auch sein herauszufinden, was ein Mensch wirklich gerne mag und nicht nur oberflächlich, sondern auch tatsächlich gut verträgt.

Trotz der neuen Erkenntnisse, die für mehr Individualität bei der Gestaltung einer gesunden Ernährung sprechen, gibt es dennoch zweifelsfreie Erkenntnisse dazu, was für jeden bzw. bei bestimmten Krankheiten ungesund ist. Dazu gehört eine zuckerreiche Ernährung mit viel Ein- und Zweifachzucker und mit vielen industriell gehärteten Trans-Fettsäuren – darüber herrscht weitestgehend Einigkeit.

Ein Mensch mit Typ-2-Diabetes und Insulinresistenz sollte durch seine Ernährung versuchen, die Insulinsensitivität seiner Zellen wiederherzustellen. Das funktioniert mit einer sehr kohlenhydratreichen Ernährung kaum. Außerdem ist meist ein Gewichtsverlust entscheidend dafür, die Insulinsensitivität wieder zu verbessern. Im Hinblick auf die von Prof. Dr. Martin vorgetragene Möglichkeit, dass erst die Insulinüberproduktion an und für sich betrachtet die Resistenz verursacht, gilt dies noch umso mehr.

Nun gibt es aber Menschen, wie am Beispiel von Linda verdeutlicht, die gern dick geschnittene Brotscheiben und Brötchen essen. Was da drauf kommt, ist ihnen relativ egal, Hauptsache Brot. Dann gibt es die anderen, denen Brot nicht wichtig ist, die sich aber besonders an einer dicken Scheibe Aufschnitt oder Käse erfreuen, wie Thomas. Sollte man also einem Brotliebhaber mit Übergewicht und Typ-2-Diabetes die Stullen verbieten, weil man mittlerweile weiß, dass eine Kohlenhydratreduzierung womöglich sinnvoll wäre?

Dr. Riedl sagt hierzu klar: »Nein, aber wir können an der Menge des Brotes drehen und andernorts unnötige Kohlenhydrate einsparen. Und Vollkorn ist dann immer noch eine gute Alternative, die wir anbieten können«. Wenn ein Mensch an einer seinen Ernährungspräferenzen widersprechenden Erkrankung leidet, ist in der Ernährungstherapie besonders viel Fingerspitzengefühl gefragt. Die Erkenntnisse von vielen Ernährungsberatern, -medizinern und auch Dr. Riedl zeigen jedoch: »Es fällt den meisten Mensch viel leichter, Kohlenhydrate zu reduzieren, als Fett und Protein. Fett ist ein Geschmacksträger und unser Körper verlangt danach. Und Proteine sind stark sättigend. Proteine und Fett sind essenziell für den Körper – anders als Kohlenhydrate.

Die Tatsache, dass seit Jahrzehnten immer noch eine kohlenhydratreiche und fettarme sowie relativ proteinarme Ernährung propagiert wird, macht es Menschen, die abnehmen wollen und müssen, noch schwerer.«

Dr. Riedl setzt seit über 10 Jahren auf Low-Carb im Rahmen einer individualisierten Ernährungstherapie bei allen Diabetes-Typen, Prädiabetes, Übergewicht und auch bei sich selbst – ganz ohne eine der genannten Erkrankungen, denn: »Der Mensch braucht keine Kohlenhydrate aus Getreideprodukten. Eine gemüsereiche Ernährung mit mäßigem Genuss von Früchten liefert ausreichend Kohlenhydrate. Wer sich intensiv anstrengt, wie Leistungssportler, der verträgt auch einen großen Teller Nudeln, der Rest von uns braucht das allerdings nicht.«

Die LOGI-Methode: vielfältige und gesunde Ernährung bei Diabetes und Prädiabetes

In Sachen Low-Carb setzt Dr. Riedl als Unterstützung auf die LOGI-Methode von Prof. Dr. Worm. Bei Betrachtung der Ernährungspyramide von LOGI im Vergleich zum Ernährungskreis der DGE[50] zeigt sich eindeutig: LOGI gibt auch dem Gemüse sowie zuckerärmeren Früchten den Vorrang. Gefolgt werden diese von gut sättigenden protein- und teilweise fettreichen Nahrungsmitteln, die keine oder kaum Kohlenhydrate enthalten. Anders ist dies bei der DGE, die hier vor allem auf kohlenhydratreiche Getreideprodukte und Kartoffeln setzt. Im direkten Vergleich zum Gemüse (ohne Obst) betrachtet, nehmen die Getreideprodukte sogar einen größeren Anteil im Ernährungskreis der DGE ein.

---

50 https://www.dge.de/ernaehrungspraxis/vollwertige-ernaehrung/ernaehrungskreis/, zuletzt eingesehen am 26.02.2018

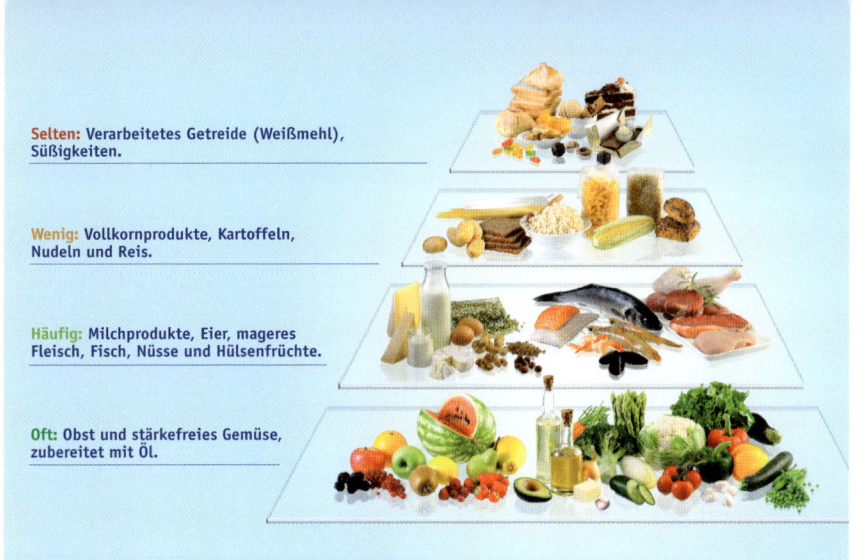

Die LOGI-Pyramide – das Herzstück der LOGI-Methode – ist die Ausrüstung für die Umsetzung von LOGI im Alltag. Sie stellt optisch dar, in welcher Gewichtung die einzelnen Lebensmittelgruppen auf dem Speiseplan stehen sollten. So wird die Zusammenstellung der LOGI-Mahlzeiten zum Kinderspiel und komplizierte Berechnungen von Kalorien werden überflüssig. Man kann alles Wesentliche auf einen Blick erfassen.

Die meisten Gemüsesorten haben den entscheidenden Vorteil, dass sie sehr makronährstoffarm und damit kalorienarm sind, jedoch einen hohen Anteil an Mineralstoffen, Ballaststoffen und sekundären Pflanzenstoffen enthalten. Sie versorgen den Körper mit reichlich Vitaminen und Antioxidantien, bieten eine breite geschmackliche Vielfalt und können mit Fett, etwa aus Olivenöl oder Butter, und Kräutern geschmacklich weiter aufgewertet und verfeinert werden. Eine reichliche Gemüsemahlzeit füllt den Bauch und eine Portion Protein dazu, zum Beispiel in Form eines Steaks, einer Portion Hühnchen, zwei Spiegeleiern, Fisch oder Tofu für Vegetarier oder Veganer, stellt bereits eine komplette leckere Mahlzeit dar. Wer auf Kartoffeln nicht verzichten mag, braucht bei solch einer Mahlzeit nur noch eine, anstatt drei.

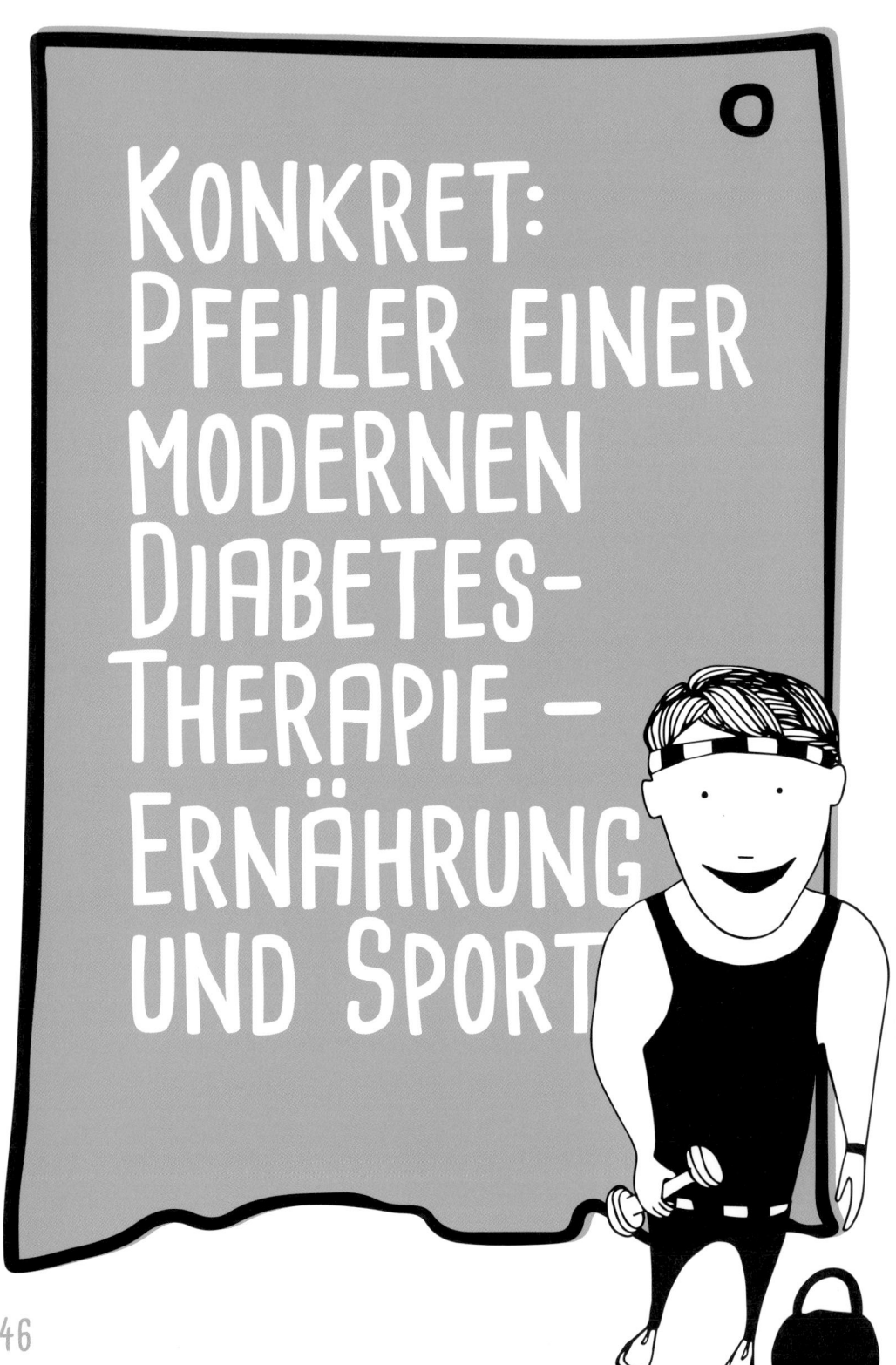

In diesem Kapitel erfahren Sie vor allem mehr über:

⇒ die Bedeutung von Sport und Muskulatur, besonders bei Diabetes
⇒ Übungen und wie sie ausgeführt werden
⇒ Möglichkeiten, einfach kohlenhydratarm zu essen
⇒ Rezepte und Tipps

Ein auf den Patienten abgestimmtes individuelles Ernährungs-Coaching ist die eine Seite. Anregungen, wie man sie in Büchern wie auch in *Diabetes ist heilbar* lesen kann, können dabei helfen, ein besseres Verständnis für die Thematik zu entwickeln und überhaupt auf die Möglichkeiten der Ernährungsmedizin aufmerksam zu werden. Je weniger man selbst über Ernährung weiß, desto wichtiger ist ein individuelles Ernährungs-Coaching. Mit konkretem Ernährungs- und Nährwertwissen hat man die Möglichkeit, jeden Tag selbst für mehr seine Gesundheit und Lebensqualität zu sorgen. Die andere Seite ist das Umsetzen des »Gelernten« in eine gesunde und dabei zufrieden machende Routine sowie ausreichend körperliche Aktivität, der eine entscheidende Rolle dabei zukommt, Diabetes zu verhindern, oder im Falle einer Erkrankung, die Einstellung des Diabetes zu verbessern und sich mehr gesunde Freiheit in Sachen Ernährung zu verschaffen.

Ernährung – gesund mit Low-Carb im Alltag

Reis, Nudeln und Brot sind preisgünstige, sättigende Lebensmittel und daher favorisierte Beilagen nicht weniger Gastronomen. An Imbissen in der Stadt, an Jahrmarktständen, fast überall finden sich »Kohlenhydratbomben«, die im Verhältnis zu den billigen Herstellungskosten teuer erkauft werden – »teuer« vor allem für die Kalorienbilanz und unsere Gesundheit. Doch man kann sich behelfen, in dem man im Restaurant anstatt der Reisbeilage mehr Gemüse ordert, manche verlangen dafür einen kleinen Aufpreis, der sich aber gesundheitlich doppelt auszahlt, da das Gemüse meist mindestens um die Hälfte weniger zu Buche schlägt, wenn es um Kalorien und benötigtes Insulin geht.

Das heutige vielfältige Nahrungsangebot hat nicht nur Nachteile – in Form von Überangebot, vielen ungesunden Zusätzen, Überzuckerung, Überwürzung und Co. – es hat auch Vorteile und bietet die Möglichkeit, sich leckere und vor allem gesunde Alternativen zu hochkalorischer, kohlenhydratreicher Nahrung zu beschaffen und zuzubereiten. So kann selbst ein Brotliebhaber Brotkohlenhydrate einsparen, ohne zu verzichten, indem er die Vielzahl an kohlenhydratarmen Mehlen, zum Beispiel aus Nüssen, Leinsamen oder Soja, nutzt und mit ein paar Backtricks zu leckerem Brot und anderen Teigen etwa für Kuchen oder Pizza verarbeitet. Das Tolle an den meisten dieser Nuss- und Samenmehle: Sie sind gesund und nicht nur arm an insulinrelevanten Kohlenhydraten, sondern auch reich an Ballaststoffen.

Wer sich für die Zubereitung nicht lange in die Küche stellen möchte, kann mittlerweile kohlenhydratarme Fertigbackmischungen,[51] kohlenhydratarme Pasta, kohlenhydratarmen Reis und vieles mehr im Internet oder in Fachgeschäften kaufen. Neben Fitnessgeschäften und einigen Drogeriemärkten bieten mittlerweile auch viele Lebensmittelmärkte vereinzelt Low-Carb-Artikel an. Sogenanntes »Eiweißbrot« gibt es bei einigen Bäckern und in mehreren Supermarktketten. Bei fertigen Produkten empfiehlt es sich, genauer auf die Verpackung zu schauen, denn auch wenn etwas beispielsweise als besonders eiweißreich oder gar mit »Low-Carb« deklariert ist, können sich auch hier noch relativ hohe Kohlenhydratmengen verstecken.

Vornehmlich spielt sich der Markt für kohlenhydratreduzierte Lebensmittel mit einer großen Auswahlvielfalt im Internet ab. Unter dem Internetsuchbegriff »Low-Carb« plus dem gewünschten Produkt, zum Beispiel »Low-Carb-Pizza« oder »Low-Carb-Brot«, wird man rasch fündig.

---

51 z. B. bei Dr. Almond unter https://lowcarb-glutenfrei.com

Von Rezepten bis zu bestellbaren Produkte ist alles dabei oder in *Diabetes ist heilbar* ab Seite 168, mit einer Auswahl an Rezept-Highlights aus der LOGI-Welt zu finden.

Wer jedoch den Zubereitungsaufwand gering halten möchte, ist bereits mit ein paar wenigen Ernährungstipps gut beraten:

- wenn schon Reis oder Nudeln, dann in der Vollkornvariante und kleine Portionen! Schlemmen in größeren und sättigenderen Mengen kann man hingegen bei Gemüse. Aus Blumenkohl, Brokkoli, Auberginen und vielen anderen Gemüsesorten lässt sich etwa mit geringem Aufwand ein Mus herstellen: zuerst kochen und dann mit der Gabel »zermatschen« bzw. kurz mit dem Pürierstab bearbeiten. Solch ein Mus als Ersatz zum Kartoffelpüree oder mit einem Ei angerührt als Kartoffelpufferersatz in der Pfanne gemacht, ist lecker, gesund und kommt mit einer niedrigen glykämischen Last daher. Das Mus lässt sich auch auf einem Backblech etwa 1 cm dick ausgebreitet und circa 10 Minuten auf 180 Grad vorgebacken als Low-Carb-Pizzateigvariante nutzen. Man sollte neben dem Ei nur eine Handvoll geriebenen Käse beimischen.

- Wer zwischendurch Hunger hat, wird mit ein paar Gemüsesticks (zum Beispiel aus Möhren und Kohlrabi), einer Handvoll Nüsse und einem Stück Käse genauso satt wie mit einem belegten Brötchen. Der Unterschied: Die ersten Varianten sind viel gesünder und kaum insulinrelevant.

- Süßes zum Schluss. Die süße Lust ist bei jedem unterschiedlich stark ausgeprägt. Den meisten gemein ist aber, dass kleine Portionen meist die Lust nach mehr auslösen. Daher bei Süßem erst zugreifen, wenn man schon von einer reichlichen Low-Carb-Hauptmahlzeit gesättigt ist. Das macht das Aufhören bei den süßen Sünden leichter.

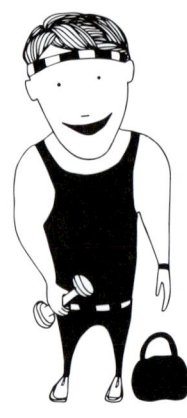

Sport – gesünder durch mehr Bewegung

Sport ist ein phantastisches Mittel, um sich selbst gesünder, schöner und glücklicher zu machen. Ab einer individuell unterschiedlichen Belastungsgrenze können beim Training sogar Hormone freigesetzt werden, die schmerzstillend wirken und Glücksgefühle bis hin zu Euphorie bewirken. Diesen Punkt erreicht man kaum nach fünf Minuten und auch nicht nach Bewegungen, die wenig anstrengen. Die verantwortlichen biochemischen Prozesse werden durch die Anstrengung hervorgerufen und sind vermutlich Teil unseres evolutionären Erbes, das uns in kräftezehrenden Situationen (zum Beispiel als unsere Vorfahren auf der Flucht vor einem wilden Tier waren) ausdauernder, mutiger und optimistischer macht, damit wir uns effektiver in Sicherheit bringen können. So wie es uns unsere Veranlagung zum »Hamstern« heutzutage schwer macht, schlank zu bleiben, können und sollten wir die natürliche Veranlagung, die uns Freude an der Anstrengung vermittelt, nutzen, um Kalorien zu verbrennen. Im Falle von Diabetes kommen dem Sport noch weitere Vorteile hinzu.

Muskulatur und Diabetes

Unsere Muskulatur ist es, die uns die Kraft gibt, ganz alltägliche Dinge zu tun: gehen, Treppen steigen, den Regenschirm aufspannen oder ein Buch halten und so weiter. Selbst diese kleinsten Alltagsbewegungen bedürfen unserer Muskulatur und verbrauchen Energie. Werden unsere Muskeln stärker beansprucht und unsere Kraftgrenzen erreicht, setzt dies das Signal für Muskelwachstum. Das ist ein ausgesprochen wünschenswerter Prozess, da eine gestärkte und vermehrte Muskulatur viele Vorteile hat:

- ⇒ Je mehr Muskulatur, desto höher der Tagesbedarf an Kalorien (Grundumsatz), denn je mehr Muskelmasse vorhanden ist, desto mehr Energie wird benötigt und verbraucht. Dadurch wird auch der Insulinresistenz vorgebeugt und eine bestehende Insulinresistenz kann durch Muskelaufbau verringert werden.

- Mehr Muskulatur verringert den Insulinbedarf, da die Muskeln sensitiver für Insulin werden. Hiervon können Menschen aller Diabetes-Typen entscheidend profitieren. Ein Diabetiker mit Typ 1 muss weniger spritzen und kann dadurch Blutzuckerschwankungen besser vermeiden. Menschen mit Typ-2-Diabetes haben die Chance – je nach Schweregrad der Erkrankung und in Verbindung mit Ernährungsmaßnahmen – Insulin und/oder Medikamente teilweise oder sogar ganz einzusparen. »Die Vorteile des Muskelaufbaus durch Sport für einen Menschen mit Diabetes sind von entscheidender Bedeutung«, sagt Dr. Riedl. »Diabetes ist ein Alterungsförderer, während Sport verjüngend wirkt und Alterungsprozesse nachhaltig verlangsamen kann.«

- Der Körper wird »stabiler«. Insbesondere ab dem 30. Lebensjahr, ab dem schon erste Alterungsprozesse einsetzen, kann eine gut ausgebildete Muskulatur späteren Alterserscheinungen entscheidend vorbeugen. Im höheren Alter schützt die Muskulatur vor Stürzen.

- Muskelaufbau durch Sport beugt generell der Entstehung von Zivilisationskrankheiten und damit auch dem Typ-2-Diabetes vor.

Die Krux mit der Umsetzung der gesunden Tipps

Der Markt quillt über vor Heilsversprechen, die kurzfristig »mehr Gesundheit und weniger Gewicht« verkünden, doch hapert es bei vielen Menschen, die von den Maßnahmen entscheidend profitieren könnten, an der langfristigen Aufrechterhaltung und teils an der Umsetzbarkeit. Wenn eine sportliche Anfang 20-Jährige mit 1,70 Metern Körpergröße und 50 Kilogramm Körpergewicht Übungen vorturnt, dabei lacht und dem Zuschauer vermittelt, es sei kaum anstrengend, oder ein engagierter Koch ein Wahnsinns-Menü zaubert, das lecker aussieht und eine vorbildliche Mikro- und Makronährstoffbilanz hat, dann heißt das noch lange nicht, dass diese Dinge jedem so leicht gelingen.

Solange man hoch motiviert etwas ändern möchte und vor allem genug Zeit und Engagement hat, klappen solche Vorhaben meist. Langfristig sieht die Realität bei den meisten Menschen leider anders aus. Zeit und Muße, aufwendig nach Rezept zu kochen, fehlen oft, dasselbe gilt für Sport, vor allem wenn er aufwendig ist (Fahrt ins Fitnessstudio, Dauer des Trainings und so weiter).

Daher wird in *Diabetes ist heilbar* genauer darauf geschaut, was mit weniger Zeitaufwand und Engagement möglich ist, um erste Schritte in Richtung »mehr Gesundheit und weniger Gewicht« zu machen.

Das Gute an Muskeln ist: Man muss nicht ein oder zwei Stunden trainieren, um sie aufzubauen. Für den Anfang reichen je nach Typ nicht selten schon zwei- bis dreimal pro Woche 20 Minuten, um die eigene Gesundheit entscheidend durch den Muskelaufbau zu verbessern.

Trainingstipps für eine bessere Insulinresorption durch Muskelaufbau

Welche Art des Trainings individuell erfolgversprechend ist, ist vor allem davon abhängig, was für ein Typ man ist. Wer sich alleine gar nicht motivieren kann, braucht Freunde oder ein Fitnessstudio. Wer Zeit sparen möchte und sich zutraut, auch außerhalb eines Fitnessstudios aktiv zu sein, kann schon mit relativ geringem Aufwand eine Menge für seinen Muskelaufbau und somit seine Gesundheit tun – allein, zu zweit oder in der Gruppe.

Übungen ohne Hilfsmittel

Die Klassiker eines sinnvollen und effektiven Trainings sind immer noch Liegestütze (im Englischen »Push-ups« genannt), Kniebeugen (im Englischen »Squats« genannt) und zum Warmwerden ein paar Hampelmänner (im Englischen »Jumping Jacks« genannt). Je nach Fitnesslevel kann man diese Grundübungen in Wiederholung und Intensität variieren. Das Tolle an Übungen, die ohne Hilfsmittel auskommen, ist, dass sie fast überall ausgeführt werden können: zu Hause im Wohnzimmer, auf Reisen, im Garten, all das stellt kein Problem dar. Ein weiterer Vorteil ist, dass man ein besseres Gefühl für den eigenen Körper bekommt. Je mehr bei diesen Übungen das eigene Gewicht buchstäblich »ins Gewicht« fällt (z. B. bei Liegestützen, bei denen man den eigenen Körper über die Oberkörpermuskulatur hält und »hoch stützt«), desto mehr spürt man auch, wenn man leichter und fitter wird.

Wer glaubt, weil man keine Geräte benötigt, seien diese Übungen leicht, liegt falsch. Je nach Übung sind diese sogar um ein Vielfaches schwerer als Übungen am Fitnessgerät. Übungen ohne Hilfsmittel erfordern nämlich mehr Aufmerksamkeit hinsichtlich der richtigen Ausführung, da sie ohne Gerät, das die Übungsabfolge vorgibt, erfolgen. Auch in puncto Gleichgewicht sind sie oft anspruchsvoller und beanspruchen meist mehrere Muskelgruppen, da nicht, wie mit einem Hilfsmittel oder Gerät, nur ganz spezielle Muskelgruppen trainiert werden. Es gibt für Übungen ohne Hilfsmittel zudem oft einfachere und schwerere Varianten, so dass man sich mit der Zeit steigern kann.

Trainingsvorschlag: Übungen ohne Hilfsmittel für Anfänger

20 Hampelmänner (Engl.: »Jumping jacks«)

Das Zusammenführen/Klatschen der Handflächen über dem Kopf kann als eine Wiederholung gezählt werden. Wer sich an die Übung gewöhnt hat, kann die Anzahl der Wiederholungen auch erhöhen. Es darf anstrengend sein, jedoch muss noch genug Power für die weiteren anstrengenderen Übungen übrig bleiben. Hier gilt es vor allem zu Beginn, sich langsam mit der eigenen Kraft und Ausdauer vertraut zu machen.

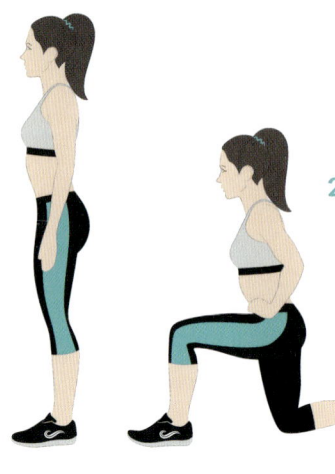

20 Ausfallschritte (Engl.: »Lounges«)

(bei viel Platz auf- und ablaufend, ansonsten auf der Stelle abwechselnd rechtes Bein und linkes Bein vor)

Übungsanleitung:

Beim Ausfallschritt sollten die Fußspitzen beider Füße gerade nach vorne zeigen, fast wie in einer Linie im Rahmen der Hüftbreite. Die Ausfallschritt-Beugung der Beine erfolgt bei aufrechtem Oberkörper und geradem Rücken. *Wichtig:* Das Knie des vorderen angewinkelten Beines sollte stabil nach vorne zeigen, nicht nach links oder rechts zeigen und es darf nicht über die Zehenspitzen des Fußes hinausgehen. Ein Blick nach unten, ein Beobachter oder die Ausführung der Übung vorm Spiegel helfen dabei, dies zu überprüfen.

Für Anfänger steht erst einmal die richtige Ausführung der Übungen vorn an. Die Übung wirkt umso effektiver, je tiefer man die Beuge macht, jedoch umso potenziell schädlicher, wenn man sie falsch ausführt. Daher gilt: erst einmal mit nicht ganz tiefen Beugen starten, die Bewegungsfolge trainieren und sobald die Ausführung richtig und sicher ist, etwas tiefer gehen. Man muss die Belastung und Anstrengung spüren, dann wirken die Übungen auch effektiv auf die körpereigenen Prozesse zum Muskelauf- und Fettabbau. Wie für alle Übungsvorschläge gilt auch hier: das eigene Limit finden! Selbst als Anfänger kann man unverhofft mehr schaffen – oder auch weniger, als erwartet oder hier vorgeschlagen. Wichtig ist, Anstrengung zu verspüren – ins Schwitzen zu kommen, ist ein guter Hinweis dafür.

15 Anfänger-Liegestütze

Übungsanleitung:

Bei normalen Liegestützen gilt es, den Oberkörper in einer Geraden zu halten. Die Fingerspitzen zeigen bei auf den Boden gestützten Händen seitlich der Brust parallel nach vorne. Beim Auf- und Abstützen des Körpers wird die Übung umso effektiver, je näher man dem Boden kommt, ohne dabei die Spannung zu verlieren. Das heißt, der Oberkörper wird nicht abgelegt. Beim Aufstützen die Arme nicht komplett durchdrücken. Je schwerer man ist, umso anspruchsvoller ist die Übung.

Für den Anfang empfiehlt es sich daher, mit »Anfängerliegestützen« zu starten. Hier kniet man, anstatt sich auf die Fußspitzen aufzustellen, und hält nur den Oberkörper und die Oberschenkel anstatt des gesamten Körpers in einer Geraden. Die Übungsfolge des Auf- und Abstützens erfolgt nun wie beim normalen Liegestütz, ist jedoch einfacher.

Wie für alle Übungsvorschläge gilt auch hier: das eigene Limit finden. Wer schon 5 normale Liegestütze schafft, kann auch variieren und diese mit 10 Anfängerliegestützen ergänzen. Wichtig: ins Schwitzen kommen, Anstrengung verspüren!

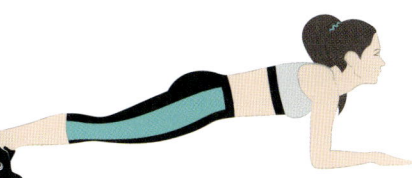

20 Sekunden den Unterarmstütz (Engl. »Planks«) halten

Der Unterarmstütz zählt zu den effektivsten Übungen für die Rumpfmuskulatur.

Übungsanleitung:

Für den Unterarmstütz legt man sich auf den Bauch oder geht aus einer knienden Position in die Übungsposition: Die Arme liegen angewinkelt direkt parallel zum Oberkörper auf dem Boden, wobei die Ellenbogen auf Höhe der Schultern positioniert sind. Die Handflächen zeigen nach unten. Nun hebt man den gesamten Körper waagerecht und mit aufgestellten Zehen ab (die Zehen sollten parallel zueinander stehen). Meistens ballt man dabei die Hände zur Faust, das erleichtert die Körperspannung. Der Bauch wird angespannt, während sich der Körper von Kopf bis Fuß in einer Linie hält.

Für den Anfang sollte es Ziel sein, diese Position, ohne dass sich das Becken senkt oder der Rumpf hebt, für 20 Sekunden zu halten. Wie für alle Übungsvorschläge gilt auch hier: das eigene Limit finden. Wer länger als 20 Sekunden aushält, sollte die Übung auch länger machen, es darf sich ruhig richtig anstrengend anfühlen. Aber Achtung, die richtige Ausführung geht immer vor. Wenn man Erfolge erzielen möchte, lieber bei Anstrengung die Übung kürzer und richtig ausführen als länger und dafür falsch.

30 Sekunden Pause (das heißt Verschnaufen im Stehen oder Gehen, nicht Hinsetzen oder -legen)

Dann den gesamten Trainingsablauf, angefangen bei den Hampelmännern, noch einmal wiederholen. Wichtig hierbei: Wer nach diesem ersten Durchlauf völlig geschafft ist, kann natürlich aufhören. Für Neulinge ist das Absolvieren der Übungen in einem Durchlauf mit richtiger, konzentrierter Ausführung definitiv schon ein Erfolg. Man kann sich auch Stück für Stück steigern und den zweiten Durchlauf z. B. mit weniger Wiederholungen machen, also 10 Hampelmänner, 10 Ausfallschritte, 10 Anfängerliegestütze und 15 Sekunden Unterarmstütz.

Das individuelle Fitnesslevel entscheidet. Und für eine Muskulatur, die Sport gar nicht gewöhnt ist, stellen die Übungen bereits einen tollen Anfang und den richtigen Input zum Ankurbeln des Stoffwechsels dar. Nur Ausruhen auf den ersten Erfolgen sollte man sich nicht, denn sobald ein Training nicht mehr anstrengt, bringt es auch nicht mehr wirklich viel!

Tipp: Übungsmenge notieren, so kann man die eigenen Verbesserungen besser verfolgen und sich Stück für Stück höhere Ziele setzen.

Trainingsvorschlag: Übungen ohne Hilfsmittel für Fortgeschrittene

50 Hampelmänner

10 Liegestützsprünge (Engl.: »Burpees«)

Ein Burpee zählt zu den effektivsten Ganzkörperübungen ohne Hilfsmittel. Richtig ausgeführt ist er anspruchsvoll und sollte daher nur von Menschen, die bereits Trainingserfahrung haben, ausgeführt werden.

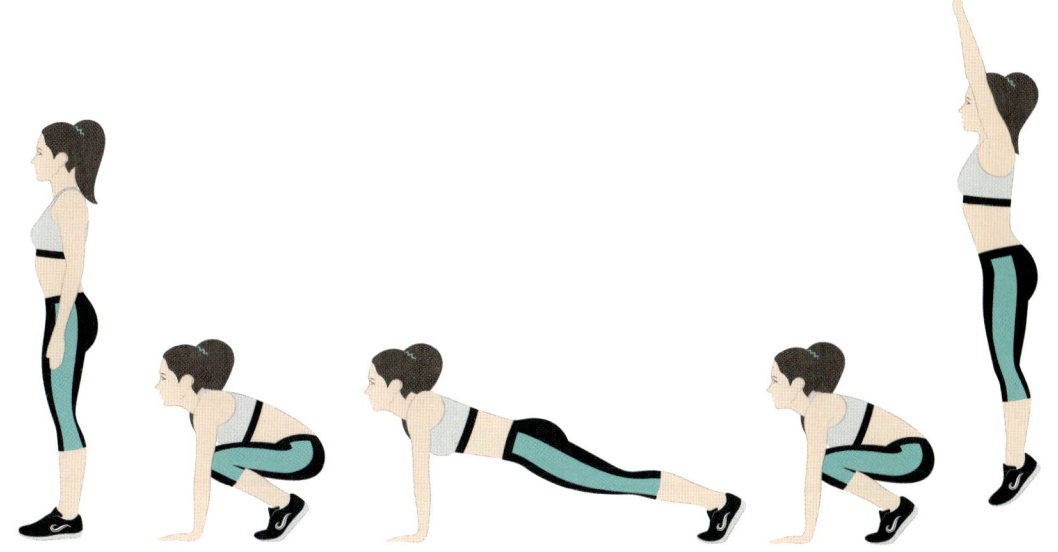

Übungsanleitung: Man stellt sich für einen Burpee mit den Füßen hüftbreit hin, die Zehen zeigen nach vorn. Nun hockt man sich tief in die Kniebeuge und stützt sich zum Abschluss der Hockbewegung mit den Händen schulterbreit voneinander entfernt auf dem Boden vor den Füßen ab. Alternativ kann man die Füße auch etwas breiter stellen und die Hände etwas enger positionieren. Man sollte keinen Buckel machen.

Indem man nun mit den Füßen leicht abspringt und mit dem Druck der Hände arbeitet, springt man in die Liegestützposition (Körper in einer Geraden über dem Boden, Hände und Füße in Liegestützstellung) und legt den Körper ab. Je nach Fitnesslevel kann man jetzt einen Liegestütz ausführen. Um die Schultern zu entlasten, kann man – waren die Hände zuvor enger abgestellt – einen engen Liegestütz machen, der die Trizepsmuskulatur stärker beansprucht. Nun kehrt man die Übung um, stößt sich mit den Händen ab und springt mit den Füßen wieder nach vorn in die Hocke und von da aus nach oben, während man die Arme und den Köper gerade hochstreckt. Man landet mit etwa hüftbreit positionierten Füßen und startet mit dem zweiten Burpee.

20 gesprungene Ausfallschritte (Engl.: »Jumping Lounges«)

Die gesprungenen Ausfallschritte erfolgen nach denselben Positionierungsregeln für Füße und Oberkörper wie die gewöhnlichen Ausfallschritte. Der Wechsel der Ausfallschrittbeugen erfolgt jedoch gesprungen. Hierfür ist Erfahrung und sportliches Körpergefühl gefragt, um in der richtigen Position zu landen. Nach dem Aufkommen auf dem Boden erfolgt, in einer gleitenden Bewegung, die Endausführung des Ausfallschritts, so tief, dass das Knie des hinteren Beines fast den Boden berührt.

20 Liegestütze (Engl.: »Push-ups«)

Unterarmstütz mit Vor- und Zurückbewegung, 60 Sekunden

Für diese Übung nimmt man die Unterarmstützposition ein und bewegt sich nun konzentriert, unter Anspannung des Rumpfes, in gerader Linie leicht vor und zurück.

30 Sekunden Pause, dann Wiederholung der Übungsfolge

Übungen mit einfachen Hilfsmitteln

Als Ergänzung oder auch als Ersatz für Übungen ohne Hilfsmittel, gibt es viele einfache und auch günstige, dabei aber sehr effektive Trainingsgeräte, mit denen man Abwechslung ins Training bringen kann. Das Training immer mal wieder zu variieren, macht auch vom Gesichtspunkt der Trainingseffektivität Sinn, denn der Körper gewöhnt sich an Übungsabläufe. Wenn man stets dieselben Übungen macht, sind diese mit der Zeit weniger effektiv. Dies wird jedoch erst relevant, wenn man bereits trainiert ist. Für Anfänger zählt weiterhin, erst einmal ins Training zu kommen und ein sportlicheres und besseres Körpergefühl zu entwickeln.

Wer dann irgendwann Abwechslung ins Training bringt, kann dem Gewöhnungseffekt entgehen. So kann man beispielsweise unterschiedliche Sporttage einlegen, mal mit, mal ohne Hilfsmittel, und Übungen variieren und verändern. Es gibt eine solche Vielzahl an möglichen Übungen, dass hier weder Langeweile noch ein Gewöhnungseffekt entstehen müssen.

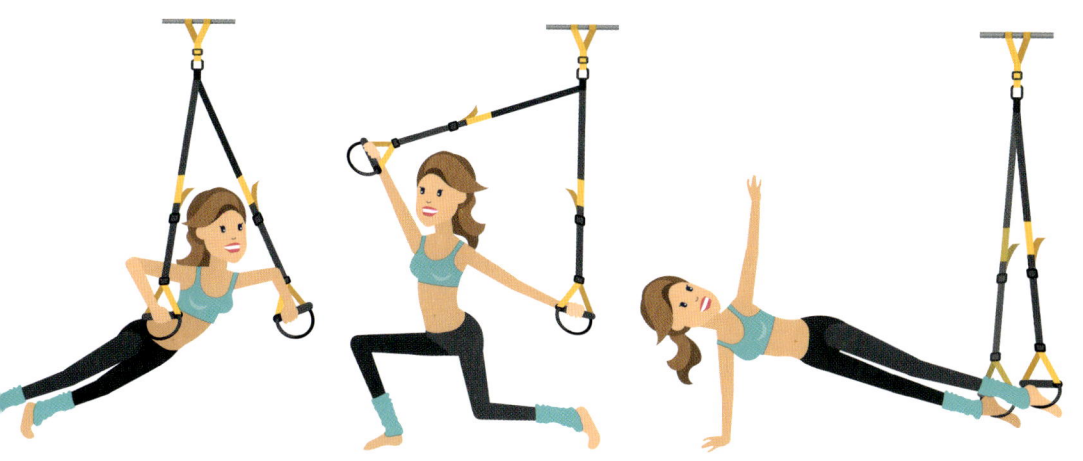

Schlingentraining

Bei dem sogenannten Schlingentraining trainiert man mithilfe einer Bänder- und Schlingenkonstruktion und dem eigenen Körpergewicht. Das Schlingentraining kann sehr anspruchsvoll gestaltet werden und bietet eine Vielzahl an Übungen. Der große Vorteil, man kann den »Schlingentrainer« z. B. in Innenräumen an stabilen Türen, Wänden, der Zimmerdecke oder draußen an Bäumen anbringen und damit fast überall trainieren.

Da durch die zunächst einmal etwas wackelige Angelegenheit bei jeder Übung auch die eigene Stabilisation des Körpers stattfinden muss, werden viele verschiedene Muskelgruppen sowie die koordinativen Fähigkeiten und das Körpergefühl mittrainiert. Für absolute Sportanfänger ist das Schlingentraining daher nur bedingt geeignet, da auch auf die richtige Haltung bei der Ausübung geachtet werden muss.

Viele der Übungen können auch etwas einfacher gestaltet werden. Denn je nachdem, in welcher Position man die Übungen ausführt, muss man mehr oder weniger seines Körpergewichtes halten bzw. bewegen.

Das Tolle am Schlingentraining ist eine große Trainingsvielfalt zum kleinen Preis. Es gibt bereits Schlingensysteme für unter 30 Euro, denen meist auch Trainingsvorschläge beiliegen. Wer sich unsicher ist, kann sich auch erst einmal durch einen im Schlingentraining versierten Trainer einweisen lassen. Wer jedoch sporterfahren ist und ein gutes Körpergefühl hat und die Übungen vorm Spiegel ausführen kann, um die Ausführung zu kontrollieren, kann darauf gegebenenfalls verzichten. Wichtig ist wie immer, die Übungen korrekt auszuführen. Anfänger sollten am besten erst einmal schauen, ob sie Übungen ohne Hilfsmittel ohne professionelle Einweisungen richtig ausführen können und sich dann peu à peu an das Schlingentraining herantasten.

Übrigens: Viele Fitnessstudios bieten das Schlingentraining an. Hier kann man die Einweisung durch einen Trainer in Kursen oder Einzeltrainings wahrnehmen und das Gelernte dann zu Hause mit dem eigenen Schlingentrainer üben, wenn man nicht immer ins Fitnessstudio gehen möchte.

Hanteltraining

Das Hanteltraining erfolgt mit sogenannten Kurz- und Langhanteln. Die Kurzhanteln werden bei den meisten Übungen nur von je einer Hand gehalten. Bei einem »Bizeps Curl« mit einer Kurzhantel wird also nur der Bizeps eines Arms trainiert. Es gibt auch Übungen, zum Beispiel für den Trizeps, bei denen eine Kurzhantel von beiden Händen geführt werden kann.

Langhanteln eignen sich vor allem für Übungen, die einander entsprechende Muskeln auf beiden Körperseiten gleichermaßen trainieren. So kann man zum Beispiel den *Biceps Curl* ebenfalls mit einer Langhantel ausführen. Hier führen beide Hände die Hantel, während sich die Bizepse beider Arme parallel kontrahieren. Langhanteln eignen sich außerdem sehr gut zum Trainieren größerer Muskelgruppen, etwa der Rückenmuskulatur oder auch der Bein- und Gluteus maximus Muskulatur bei Kniebeugen mit einer Langhantel auf den Schultern oder vor der Brust.

Für Lang- als auch Kurzhanteln gibt es verschiedene Gewichtsscheiben. So kann man die Trainingsintensität variieren. Kurzhanteln gibt es im niedrigen Gewichtsbereich oft auch bereits fertig mit Gewichten bestückt. Diese eignen sich gut für Neulinge des Hanteltrainings. Überhaupt gilt: mit niedrigem Gewicht starten, die Übungsausführung erst mal richtig erlernen und dann das Gewicht langsam steigern.

Achtung: Hanteltraining wirkt auf den ersten Blick nicht besonders komplex, die richtige Ausführung ist aber schwerer einzuhalten als z. B. beim Gerätetraining, da die Übungen nicht geführt bzw. durch die Gerätebeschaffenheit vorgegeben werden.

Hanteltraining fordert und fördert die koordinativen Fähigkeiten sowie die Körperspannung und das Körpergefühl. Die Übungen sollte man am besten, insbesondere zu Anfang, vor dem Spiegel ausführen. Bevor man es falsch macht gilt, sich lieber Hilfe suchen, denn es ist, wie bei allen sportlichen Übungen, entscheidend für den Erfolg und die eigene Sicherheit, sie richtig auszuführen. Je anspruchsvoller eine Übung, desto höher ist meist auch ein potenzielles Verletzungsrisiko. Daher immer mit Bedacht und gegebenenfalls unter Anleitung das Trainieren lernen.

Fitnessstudio, Personal Training oder zu Hause trainieren?

Das klingt alles eher danach, als sollten Anfänger besser ins Fitnessstudio gehen, um sicherzugehen, alles richtig einzutrainieren. Eine gute Idee ist das auf jeden Fall, doch kann auch ein Fitnessstudio nicht immer Sicherheit gewährleisten. Viele »Gyms« betreuen ihre Kunden nach einer ersten Einweisung nur geringfügig. Wer aber Spaß daran hat, in geselliger Atmosphäre zu trainieren, ist mit einem Fitnessstudio erst einmal gut beraten. In jedem Falle ist es eine individuelle Angelegenheit. Das nächste sympathische Fitnessstudio ist weit weg? Dann sollte man ehrlich mit sich sein und sich fragen, ob man den Weg auch nach anfänglicher Motivation noch auf sich nehmen wird oder ob in der Entfernung nicht auch eine gute zukünftige Ausrede stecken kann, das Training ausfallen zu lassen. Nicht wenige Fitnessstudios haben eine ganze Reihe gut zahlender »Kartei-Leichen«, die Jahresverträge abgeschlossen haben, aber nach einem Monat kaum mehr und nach zwei Monaten gar nicht mehr hingehen.

Es gibt heutzutage auch viele Angebote von »Personal Trainern«, die im Einzeltraining mit ihren Kunden trainieren. Wenn der Trainer sein Handwerk versteht, ist das eine sinnvolle und effektive Sache, da er meist auch für die nötige Motivation sorgt und auf individuelle Trainingsziele eingehen kann. Personal Trainings sind aber nicht gerade günstig und für schmalere Geldbeutel kaum regelmäßig zu finanzieren.

Für Sportneulinge, die ungern in einem Fitnessstudio trainieren wollen und dennoch effektiv zu Hause, im Garten oder Park etwas für ihre Gesundheit tun und sich an Sport herantasten möchten, eignen sich viele einfache Übungen für Anfänger. Man kann sich auch ein einmaliges Einweisungstraining durch einen Trainer gönnen oder genau auf abgedruckte Trainingsbeschreibung oder Darstellungen in Übungsvideos, die es vielfach im Internet oder in Apps gibt, achten. Wer ein gutes Körpergefühl hinsichtlich Haltung, Körperspannung und Koordination entwickelt hat, kann mit Übungen für Fortgeschrittene, einer höheren Trainingsintensität, einem Schlingentrainer oder Hanteltraining ohne hohen monetären Aufwand auch alleine und zu Hause topfit werden.

Noch effektiver wird das Training, wenn auch mal ein Ausdauertraining eingeschoben wird. Eine Jogging-Runde, Walken, Schwimmen, Radfahren oder auch das Trainieren auf einem Heimtrainer guter Qualität sind hier mögliche Aktivitäten. 20 Minuten sollten es dann allerdings mindestens sein und auch hier gilt: ins Schwitzen kommen und nicht im Relax-Modus trainieren! Wichtig, gerade bei Diabetes, aber auch für jeden Menschen, ist: Rücksprache mit dem Arzt halten, denn es gibt eine Vielzahl von Faktoren, bei denen manche Sportarten, Übungen oder Anstrengungsintensitäten, nicht ausgeführt werden oder nur unter ärztlicher Aufsicht stattfinden sollten. Ein Beispiel ist das Joggen. Von vielen Menschen als gesunde Sportart betrachtet, ist es bei stärkerem Übergewicht kaum zu empfehlen, da die Gelenke zu stark belastet werden können. Bei Bluthochdruck und weiteren Erkrankungen und auffälligen Symptomen gilt es, weitere Faktoren zu beachten und in keinem Fall einfach drauflos zu trainieren. Wie empfehlenswert welcher Sport ist, kann in diesen Fällen nur der behandelnde Arzt beurteilen, egal, ob man zu Hause, beim Personal Training oder im Fitnessstudio aktiv werden möchte. Selbst wenn Sport nur eingeschränkt oder gar nicht möglich ist, Bewegung, zum Beispiel in Form regelmäßiger Spaziergänge, ist für den Körper auch schon eine Menge wert.

Sport und Diabetes – auf den Insulin- und Medikamentenbedarf achten

Sport und Bewegung sind wahre Wundermittel bei der Prävention von Diabetes und dabei, eine bestehende Diabetes-Erkrankung mit weniger Medikamenten oder weniger Insulin gestalten zu können. Bei Insulin gilt: Je geringer der Insulinbedarf und damit je geringer die notwendige Insulinzuführung bzw. -produktion, desto weniger muss mit Schwankungen gerechnet werden. Das kann man einerseits durch die Ernährung beeinflussen, indem man weniger Kohlenhydrate isst, und andererseits, indem man die Insulinsensitivität erhöht. Und genau das geschieht durch Sport, genauer gesagt durch die Muskelzellen. Eine trainierte Muskulatur ist insulinsensitiver, das bedeutet zugeführtes oder eigens produziertes Insulin wirkt effektiver, ergo, man benötigt weniger davon. Nicht nur daher ist Sport gerade bei Diabetes ein wichtiges Mittel, um gesünder zu werden und sich vor allem auch noch viel besser zu fühlen. Man kann mit Sport aktiv das Gefühl, einer Diabetes-Erkrankung ausgeliefert zu sein, bekämpfen, denn man hat hier weit mehr Einfluss als bei vielen anderen Erkrankungen.

Die Wunderwaffen Sport und Ernährung

Mit einer kohlenhydratreduzierten Ernährung, regelmäßiger Bewegung und einer trainierten Muskulatur kann man eine Diabetes-Erkrankung besser in den Griff bekommen, vermeiden oder aufhalten. Menschen mit Typ-1-Diabetes können entscheidend profitieren, da sie ihren Insulinbedarf stark minimieren und dadurch Blutzuckerschwankungen wesentlich verringern können. Und Menschen mit Typ-2-Diabetes können im Idealfall eine Remission der Erkrankung erzielen oder zumindest auf Insulin und Medikamente verzichten. In beiden Fällen muss man kein Leistungssportler werden. Regelmäßige Aktivität, insbesondere bei einem zuvor inaktiven Lebensstil, kann schon erhebliche positive Wirkungen mit sich bringen!

Exkurs Diabetes und Psyche

Erkrankungen, insbesondere wenn sie chronisch sind, bergen immer die Gefahr, die Betroffenen zu deprimieren. Erkrankungen sind Beeinträchtigungen des zuvor geführten Lebens beziehungsweise »gesunden« Lebens, da muss man sich nichts vormachen. Bei Diabetes kommen noch einige weitere Faktoren hinzu, die es Betroffenen schwerer machen können, mit der Erkrankung glücklich zu leben und/oder einen Weg einzuschlagen, sie wieder loszuwerden.

Blutzuckerwerte sind nämlich auch eine Gewöhnungssache. So gibt es Diabetiker, die lange Zeit hohe Werte haben und sich an diese gewöhnen. Für den Körper bleiben die Werte ungesund, aber der Betroffene spürt dies zunächst nicht unbedingt. Im Gegenteil, es gibt Diabetiker, die sich bereits bei gesunden Werten um die 120mg/dl unterzuckert fühlen, weil sie Werte über 200 mg/dl gewöhnt sind. Andere haben das Gefühl, nur bei höheren Werten einschlafen zu können. Wieder andere haben Angst vor Unterzuckerungen, denn auch hier ist die Lage von Diabetiker zu Diabetiker unterschiedlich.

Viele Menschen mit Diabetes bemerken eine Unterzuckerung frühzeitig und können gegensteuern, indem sie zum Beispiel Traubenzucker essen. Es gibt jedoch auch Diabetiker, die dies nicht spüren. Diese können bei einer starken Unterzuckerung die Besinnung verlieren, zusammenbrechen und sich nicht mehr selbst helfen. Wer dies einmal erlebt hat, hat zu Recht Sorge, wenn eine Unterzuckerungsgefahr besteht, und beugt lieber mit einer höheren Grundeinstellung der Blutzuckerwerte vor.

Heutzutage sind die Möglichkeiten, Schwankungen und schwere Unterzuckerungen zu verhindern, wesentlich besser als früher, da zum Beispiel die Blutzucker-Sensormessysteme eine engmaschige Kontrolle ermöglichen. Ein gewisses Risiko bleibt dennoch bestehen. In jedem Fall hilft hier auch regelmäßiger Sport, da sich das Körpergefühl verbessert und die Insulinzufuhr verringert werden kann.

Denn: Je weniger Insulin benötigt wird, desto geringer auch das Risiko für starke Unterzuckerungen.

Nichtsdestotrotz bleibt eine Diabetes-Erkrankung zunächst eine Herausforderung. Man muss neben der Notwendigkeit, sich selbst mehr im Blick zu haben, zu kontrollieren und dadurch implizit das Gefühl zu haben, ständig das eigene Verhalten zu »überprüfen«, auch mit den Informationen über die Gefahren, die mit der Erkrankung einhergehen, zurechtkommen. Zum einen entstehen da Ängste hinsichtlich der Spätfolgen, zum anderen kommen Sorgen ins Spiel, dass man seine Freiheit, zu »leben wie man möchte«, verliert.

So kann man das Gefühl bekommen: Je mehr Freiheit ich behalten möchte und mir herausnehme, desto höher die Gefahr von Folgeerkankungen bzw. Nebenerscheinungen. Nicht wenige Menschen mit Typ-2-Diabetes haben bereits Nebenerkrankungen, da Insulinresistenz und erhöhte Blutzuckerwerte zu lange unerkannt und unbehandelt blieben und zum Beispiel Übergewicht sein Übriges beigetragen hat. Da liegt es nahe, dass die Psyche vieler Betroffener aufgibt, ganz nach dem Motto: »Das Kind ist eh schon in den Brunnen gefallen.«

Viele Nebenerscheinungen kann man aber mildern, einige gar revidieren. Daher lohnt es immer, Veränderungen anzugehen. Außerdem ist mit einer guten Einstellung ein langes genussvolles und freies Leben mit Diabetes möglich. Natürlich ist das erst einmal leichter gesagt als getan. Umso wichtiger ist es, Menschen mit Diabetes auf der Ebene der Lebensgestaltung zu unterstützen.

Eine wichtige Position nimmt hierbei die Ernährungstherapie ein, ergänzt durch ein individuell angepasstes Bewegungsprogramm. Das, was den Umgang mit Diabetes einerseits so schwer macht, macht ihn andererseits zu einer besonderen Erkrankung, der man in vielerlei Hinsicht nicht ausgeliefert sein muss, sondern deren Verlauf man mitgestalten kann – auch ohne Verlust der Freiheit! Diabetes, egal welchen Typs, ist entscheidend durch das eigene Verhalten beeinflussbar. Man kann ihn sogar soweit beeinflussen (im Falle von Prädiabetes und Typ-2), dass eine große Chance besteht, ihn wieder loszuwerden!

Wer kann das schon im Falle vieler anderer chronischer Krankheiten behaupten? Für Typ-1-Diabetiker gilt dies zwar nicht, man kann aber ebenso wie bei Typ-2, auch wenn der Diabetes nicht umkehrbar ist, ein ganz normales Leben führen.

Eine Besonderheit, die sich bei Menschen mit Diabetes entwickeln kann, ist auch, dass sie die Wirkungen verschiedener Faktoren auf ihren Körper, auf mehr Ebenen wahrnehmen, als dies Gesunde tun. Wer kann schon feststellen, dass seine Insulinsensitivität durch Training steigt, oder wie Stress auf den Blutzucker wirkt, außer einem Diabetiker, der seine Werte überprüft?

Diabetes in den Griff zu bekommen, birgt neben Erfolgserlebnissen auch Chancen, denn: Wer es schafft, seinen Diabetes wieder loszuwerden oder auf Insulin und Medikamente zu verzichten oder im Fall von Typ-1 die Einstellung zu verbessern, lebt mit hoher Wahrscheinlichkeit wesentlich gesünder als die Mehrzahl der Menschen. Damit beugt man wiederum auch anderen Erkrankungen vor. Zu solchen Überzeugungen zu gelangen, fällt gewiss nicht leicht, vor allem nicht, wenn Diabetes neu diagnostiziert wurde. Aber je früher Typ-2-Diabetes erkannt wird, desto größer die Heilungschancen.

Also muss es heißen: ran an den Speck – im wahrsten Sinne des Wortes. Die Macht über Diabetes tragen die Betroffenen zu großen Teilen in den eigenen Händen. Um diese Macht optimal nutzen zu können, sollte ihnen jede mögliche Unterstützung zuteil werden. Das bedeudet: Gesundheitspolitische Akteure müssen endlich die Voraussetzungen dafür schaffen, dass eine kausale Therapie zum Einsatz kommt, die nicht Krankheitszustände manifestiert, sondern präventive und kurative Selbstverantwortung fördert sowie Lösungen für ein besseres Leben mit Diabetes anbietet.

Konkret heißt das für Menschen mit Typ-1-Diabetes, Strategien für eine bessere Diabeteseinstellung und Freiheit zu implementieren und den Menschen mit Typ-2 zu verdeutlichen, dass ihre Erkrankung heilbar und im Verlauf stark positiv beeinflussbar ist.

Dies muss gepaart mit entsprechenden Behandlungsangeboten erfolgen. Ohne die Vermittlung dieses Wissens und ohne eine solche therapeutische Grundhaltung macht man es Menschen mit Diabetes, die noch keine Experten für ihre Erkrankung sind, schwer, ihre eigenen Möglichkeiten für mehr Freiheit überhaupt zu erkennen. Bis eine zeitgemäße Diabetes-Therapie Usus ist, heißt es daher für uns Betroffene: wachsam und kritisch nach Alternativen zu dem, was offiziell als richtig gilt, Ausschau halten und so weit wie möglich selbst Experten in Sachen Diabetes werden!

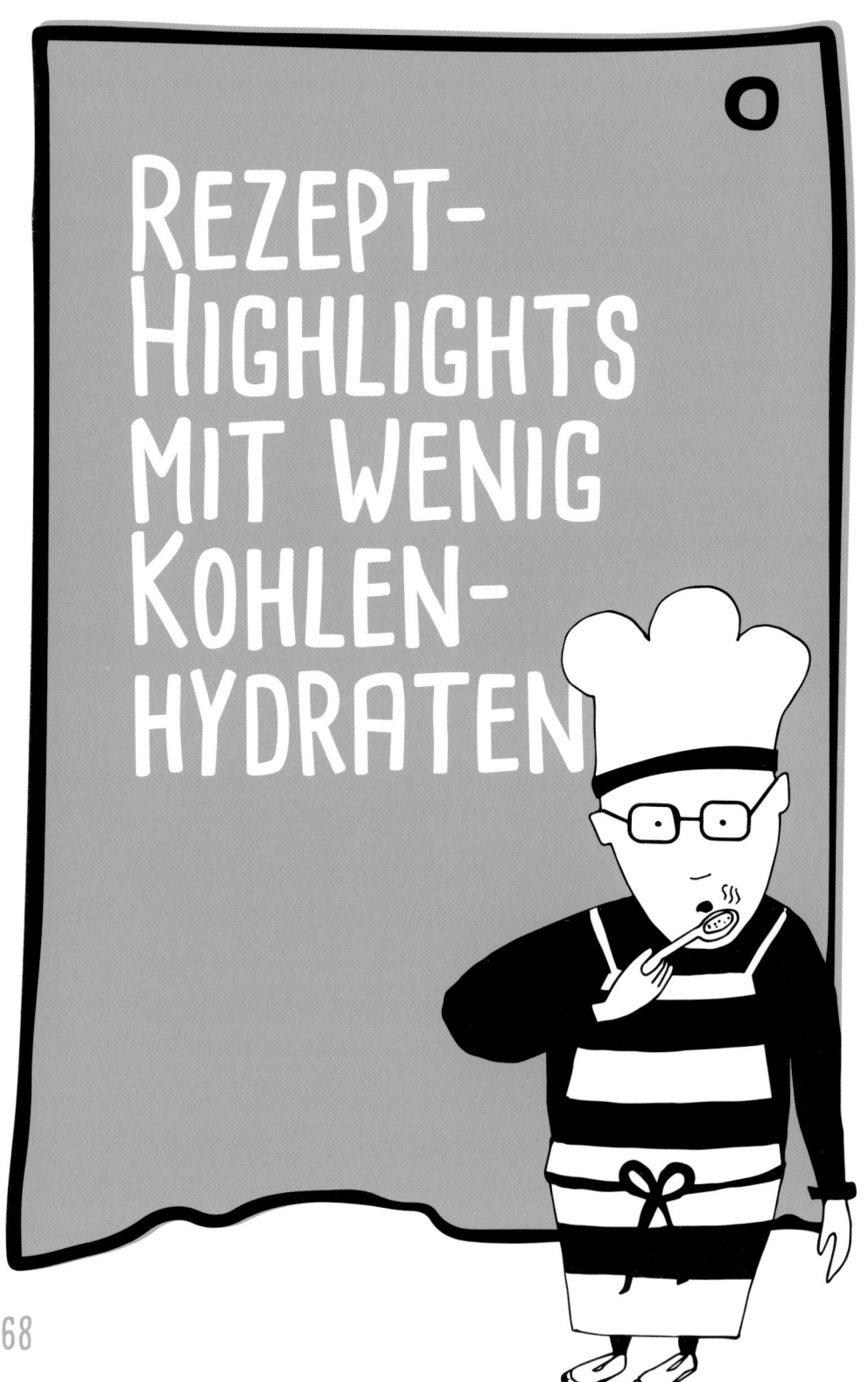

Linsen-Rucola-Salat mit Ziegenmilch-Gouda

4 Portionen

- 125 g Puy-Linsen
- 250 ml Gemüsebrühe
- 200 g Rucola
- 1 rosa Grapefruit
- 150 g Ziegenmilch-Gouda
- ½ Bund Schnittlauch
- 2 EL Nussöl
- 1–2 EL Zitronensaft
- Nach Geschmack Salz und weißer Pfeffer

Die Linsen in der Gemüsebrühe etwa 25 Minuten garen. In der Brühe erkalten lassen, dann erst abgießen und die Kochflüssigkeit auffangen. Den Rucola verlesen, waschen und trocken schleudern. Grobe Stiele abzwicken, große Blätter in mundgerechte Stücke zupfen. Die Grapefruit schälen und das Fruchtfleisch aus den Segmenten lösen (filetieren), dabei den Fruchtsaft auffangen. Die Grapefruitfilets nach Belieben etwas kleiner schneiden.

Den Gouda in kleine Würfel schneiden. Den Schnittlauch waschen, trocken schütteln und in 3–4 cm lange Röllchen schneiden. Die aufgefangene Linsenbrühe mit dem Grapefruitsaft, Nussöl und Zitronensaft zu einem Dressing verrühren.

Mit Salz und Pfeffer abschmecken. Linsen, Rucola, Grapefruit, Käse und Schnittlauch locker miteinander mischen, das Dressing untermengen. Den Linsen-Rucola-Salat sofort servieren.

1 Portion: ca. 315 kcal, 6 g Eiweiß, 7 g Fett, 7 g Kohlenhydrate. Dieses Gericht liefert nur 111 kcal pro 100 g.

Rote-Bete-Carpaccio auf Rucola

2 Portionen

- 400 g Rote Bete (ersatzweise auch vorgekocht und abgepackt)
- 70 g Rucola
- 10 g Pinienkerne
- 1–2 EL dunkler Balsamessig (Aceto balsamico)
- 1 EL Olivenöl
- 1 TL Dijon-Senf
- 40 g Parmesan
- nach Geschmack Salz und schwarzer Pfeffer aus der Mühle

Die Rote Bete in reichlich Salzwasser etwa 1 Stunde kochen. Anschließend herausnehmen, abkühlen lassen und in ganz dünne Scheiben schneiden.

Den Rucola waschen, trocken schleudern und auf einem großen Teller verteilen. Die Rote-Bete-Scheiben darauf dachziegelartig anrichten und mit Salz und Pfeffer würzen.

Die Pinienkerne in einer beschichteten Pfanne ohne Fett rösten. Das Rote-Bete-Carpaccio gleichmäßig damit bestreuen. Den Parmesan grob raspeln und ebenfalls darüber streuen.

Den Essig mit einer Prise Salz vermengen und mit dem Mixer, wahlweise auch mit dem Milchaufschäumer, cremig rühren. Öl und Dijon-Senf zugeben und rühren, bis das Dressing eine sämige Konsistenz bekommt. Ist das Dressing zu dickflüssig, noch etwas Wasser zugeben. Das Dressing über den Salat träufeln.

1 Portion: ca. 227 kcal, 11 g Eiweiß, 16 g Fett, 10 g Kohlenhydrate. Dieses Gericht liefert nur 100 kcal pro 100 g.

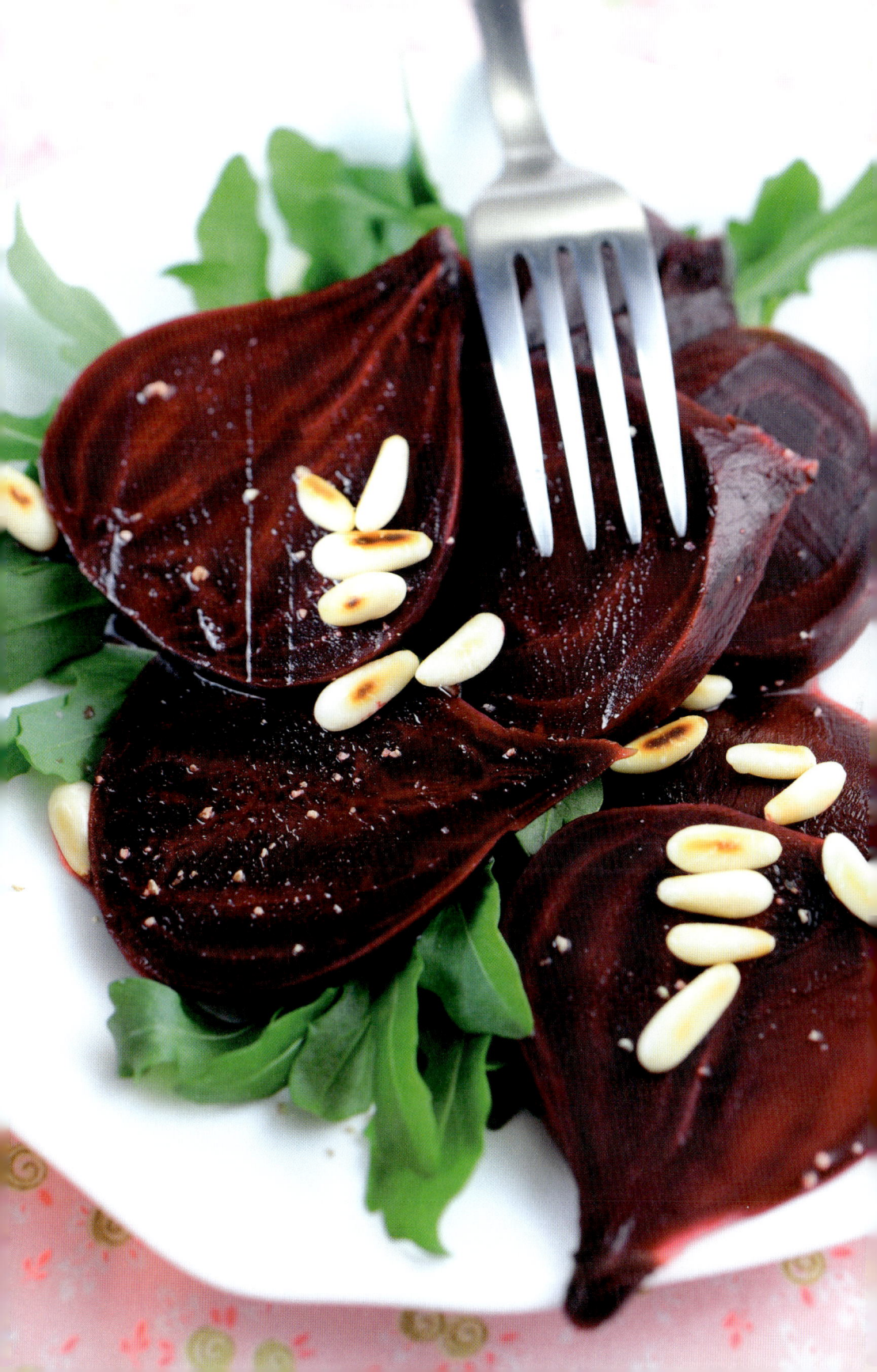

Thailändische Garnelensuppe

2 Portionen

- 2 Frühlingszwiebeln
- 1 Stängel Zitronengras
- 1 Möhre
- 100 g Champignons
- 1 EL Walnussöl
- 1 EL gehackter Ingwer
- 400 ml Fischfond
- 3 EL Fischsauce
- ½ TL oder nach Geschmack rote Currypaste
- 100 ml ungesüßte Kokosmilch
- 150 g Garnelen (tiefgefroren)
- 1 Messerspitze Sambal oelek
- 1 EL frisch gehackter Koriander
- Nach Geschmack Salz und Currypulver

Die Frühlingszwiebeln, das Zitronengras und die Möhre putzen, waschen und in dünne Scheiben schneiden. Die Champignons abreiben und blättrig schneiden. Das Walnussöl in einem Topf oder einer großen Pfanne erhitzen. Frühlingszwiebeln, Zitronengras und Ingwer darin kurz dünsten. Fischfond, Fischsauce, Curry, Kokosmilch und Currypulver unterrühren. Möhren- und Champignonscheiben zugeben und alles 3 Minuten köcheln.

In der Zwischenzeit die Garnelen waschen, den Darm entfernen. Die Garnelen in die Suppe geben, diese mit Salz und Sambal oelek abschmecken und insgesamt noch 5 Minuten köcheln lassen. Die thailändische Garnelensuppe mit dem frisch gehackten Koriander anrichten.

1 Portion: ca. 235 kcal, 23 g Eiweiß, 12 g Fett, 9 g Kohlenhydrate. Dieses Gericht liefert nur 48 kcal pro 100 g.

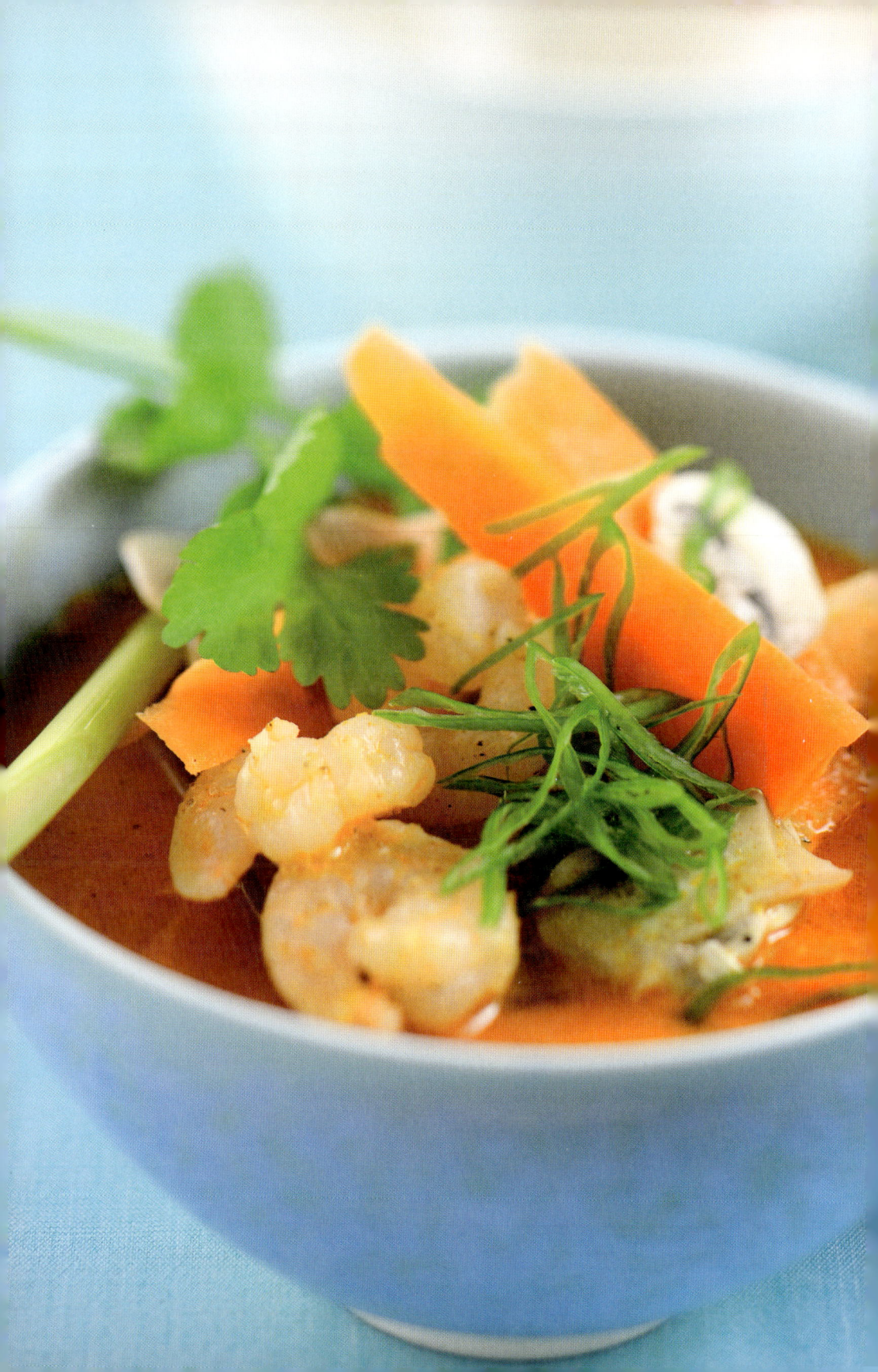

Kürbissuppe

4 Portionen

- 2 Schalotten
- 400 g Muskatkürbis
- 100 g Möhren
- 50 g Lauch
- 15 g Butter
- 1 EL Tomatenmark
- 150 ml Weißwein
- 400 ml Geflügelbrühe
- 180 g Sahne
- 1 EL Vollmilch
- Nach Geschmack Salz und Cayennepfeffer

Die Schalotten abziehen und fein würfeln. Den Kürbis schälen, entkernen und würfeln. Möhren und Lauch putzen, waschen und in Scheiben bzw. Ringe schneiden. Die Butter erhitzen, Schalotten, Kürbis, Möhren und Lauch darin anschwitzen. Das Tomatenmark zugeben und kurz rösten. Mit Weißwein ablöschen, Brühe, Sahne und Milch angießen.

Etwa 10 Minuten bei mittlerer Hitze weich kochen lassen. Anschließend fein pürieren und mit Salz und Pfeffer abschmecken.

1 Portion: ca. 236 kcal, 9 g Eiweiß, 16 g Fett, 12 g Kohlenhydrate. Dieses Gericht liefert nur 73 kcal pro 100 g.

Hauptgerichte

Gefüllte Aubergine

2 Portionen

- ½ TL gekörnte Gemüsebrühe
- 40 g Sojaschnetzel (klein)
- 1 kleine Zwiebel
- 1 TL Olivenöl
- 1–2 Zweige Rosmarin
- 1–2 Zweige Thymian
- 400 g stückige Tomaten
- 200 ml Tomatensaft
- 2 kleine Auberginen
- 1 Kugel Mozzarella (125 g)
- Salz & Pfeffer

Für die Sojabolognese die Brühe mit 100 ml heißem Wasser verrühren. Die Sojaschnetzel darin gut 10 Minuten einweichen. Die Zwiebel würfeln. Die Sojaschnetzel in ein Sieb abgießen, die Gemüsebrühe dabei auffangen. Dann das Öl in einer Pfanne erhitzen. Die Zwiebel darin glasig dünsten. Rosmarin, Thymian und Sojaschnetzel zugeben und kurz anbraten. Mit der Gemüsebrühe ablöschen. Tomaten und Tomatensaft unterrühren. Bei schwacher Hitze und geschlossenem Deckel etwa 30 Minuten leise köcheln lassen. Dabei gelegentlich umrühren.

Die Auberginen längs halbieren und mit einem Löffel aushöhlen, dabei einen etwa 1 cm dicken Rand stehen lassen. Das Fruchtfleisch in kleine Würfel schneiden und zur Bolognese geben. Bei schwacher Hitze und geschlossenem Deckel weitere 10 Minuten köcheln lassen. Parallel dazu die Auberginenhälften in 200 ml Salzwasser bei schwacher Hitze und geschlossenem Deckel ebenfalls 10 Minuten garen.

Inzwischen den Backofen auf 180 °C (Umluft 160 °C) vorheizen. Den Mozzarella in dünne Scheiben schneiden. Die Bolognesesauce mit Salz und Pfeffer abschmecken. 8 EL davon am Boden einer ungefetteten Auflaufform verstreichen. Die Auberginenhälften hineinsetzen und jeweils mit der Hälfte der übrigen Bolognesesauce füllen. Jeweils mit Mozzarella belegen. Im Ofen (Mitte) etwa 30 Minuten backen.

1 Portion (480 g): ca. 345 kcal, 28 g Eiweiß, 18 g Fett, 19 g Kohlenhydrate. Dieses Gericht liefert 72 kcal pro 100 g.

Hauptgerichte

Lamm-Eintopf mit Kichererbsen

2 Portionen

- 250 g mageres Lammfleisch, z. B. Lammlachse oder Lammfilet
- ½ Gemüsezwiebel
- 200 g Spitzpaprika
- 200 g Tomaten
- 200 g Kichererbsen aus der Dose
- 2 EL Olivenöl
- 100 ml Wasser
- 2 TL Sauerrahm
- Nach Geschmack frisch gehackte Petersilie, Salz, Pfeffer und edelsüßes Paprikapulver

Das Lammfleisch in mundgerechte Würfel schneiden. Die Zwiebel abziehen und in Würfel schneiden. Die Paprika waschen, putzen und in mundgerechte Stücke schneiden. Die Tomaten waschen, vom Stielansatz befreien und klein würfeln. Die Kichererbsen in einem Sieb abtropfen lassen.

Das Öl in einem Topf erhitzen. Das Lammfleisch bei starker Hitze von allen Seiten gut anbraten. Die Zwiebel zufügen und bräunen lassen.

Mit Salz und Pfeffer würzen. Die Tomaten zugeben und kurz mitbraten. Das Wasser zugießen und alles einmal aufkochen lassen. Paprika und Kichererbsen zugeben und alles noch 20 Minuten bei schwacher Hitze zugedeckt köcheln lassen. Mit Paprika, Salz und Pfeffer abschmecken. Mit einem Klecks Sauerrahm und der gehackten Petersilie servieren.

1 Portion: ca. 488 kcal, 46 g Eiweiß, 21 g Fett, 28 g Kohlenhydrate. Dieses Gericht liefert nur 102 kcal pro 100 g.

Hauptgerichte

Hähnchenschenkel auf Auberginenpüree

2 Portionen

- 400 g Auberginen
- 1 Spritzer Zitronensaft
- 60 g Schalotten
- 200 g Tomaten
- 10 g Butter
- 100 ml Milch
- 20 g geriebener Parmesan
- 2 Hähnchenschenkel (350–400 g)
- 1½ EL Olivenöl
- Nach Geschmack Salz, Pfeffer und Thymian

Die Aubergine waschen und im Backofen auf dem Rost 20–30 Minuten bei 180° (oben, Umluft 160°) rösten, bis die Haut braun und runzlig ist. Die Auberginen kurz mit eiskaltem Wasser abschrecken, vom Stiel aus die Haut abziehen, die Früchte halbieren und die dunklen Kerne herausschaben. Das Fruchtfleisch in sehr kleine Würfel schneiden, in eine Schüssel geben und sofort mit Zitronensaft beträufeln.

Die Butter in einem Topf erhitzen. Die Auberginenwürfelchen zugeben und mit einem Schneebesen kräftig verschlagen. Die Milch nach und nach unterrühren. Bei schwacher Hitze köcheln lassen, bis die Masse sämig wird. Den Parmesan untermischen und das Püree mit Salz und Pfeffer abschmecken.

Die Hähnchenschenkel rundum mit Salz und Pfeffer einreiben. Das Öl in einer Pfanne erhitzen, die Hähnchenschenkel darin in etwa 20 Minuten von beiden Seiten knusprig braten, dabei mehrmals wenden. Inzwischen die Schalotten und die Tomaten würfeln. Die Hähnchenschenkel aus der Pfanne heben, warm stellen. Im Fleisch-Bratöl die Schalotten und Tomatenwürfel bei mittlerer Hitze etwa 3 Minuten schmoren. 50 ml Wasser angießen und die Sauce mit Thymian, Salz und Pfeffer würzen. Das Auberginenpüree auf zwei Tellern mit den Hähnchenschenkeln und der Tomatensauce anrichten.

1 Portion: ca. 536 kcal, 42 g Eiweiß, 35 g Fett, 12 g Kohlenhydrate. Dieses Gericht liefert nur 92 kcal pro 100 g.

Hauptgerichte

Gefüllte Zucchini mit Parmaschinken

2 Portionen

- 2 Zucchini (etwa 300 g)
- 200 g Tomaten
- 100 g Mozzarella
- 50 g Parmaschinken in hauchdünnen Scheiben
- 1 TL Olivenöl
- nach Geschmack Salz, Pfeffer und Tomaten-Mozzarella-Salz

Die Zucchini waschen, putzen, längs halbieren und (nur!) ein wenig aushöhlen. Die Tomaten waschen und in Scheiben schneiden. Den Mozzarella abtropfen lassen und in dünne Scheiben schneiden.

Den Backofen auf 200 °C (Umluft 180 °C) vorheizen. Die Zucchini-Hälften mit Salz und Pfeffer würzen. Die Schinkenscheiben auf 2 der 4 Zucchini-Hälften gleichmäßig verteilen, die Tomaten und die Mozzarellascheiben dachziegelartig darauf anordnen. Mit dem Tomaten-Mozzarella-Salz würzen und mit den zweiten Zucchini-Hälften abdecken. Die Zucchini an der Oberseite mit Öl bepinseln und im Backofen auf Alufolie 20–30 Minuten (Mitte) backen.

1 Portion: ca. 230 kcal, 18 g Eiweiß, 15 g Fett, 6 g Kohlenhydrate. Dieses Gericht liefert nur 70 kcal pro 100 g.

Hauptgerichte

Chili con Carne

2 Portionen

- 60 g Zwiebel
- 1 sehr kleine Knoblauchzehe
- 1½ EL Olivenöl
- 200 g gemischtes Hackfleisch
- 80 g pürierte Tomaten 200 g Kidney-Bohnen (Dose)
- 100 g weiße Bohnen (Dose)
- 2 EL Joghurt
- 1 Spritzer Zitronensaft
- 10 g frische Kräuter, 100 g Möhren
- 100 g Zucchini
- 100 g Fenchel
- 200 g rote und gelbe oder grüne Paprikaschoten
- 150 g Eisbergsalat
- nach Geschmack Salz, Pfeffer und Gewürzmischung Mexiko

Zwiebel und Knoblauch abziehen, die Zwiebel fein würfeln, den Knoblauch durch die Presse drücken. Das Öl in einer Pfanne erhitzen, Zwiebel und Knoblauch darin glasig dünsten.

Das Hackfleisch zugeben und kräftig anbraten. Nach Geschmack mit Salz, Pfeffer und der Gewürzmischung würzen. Das Tomatenpüree unterrühren und alles etwa 15 Minuten bei mittlerer Hitze und geschlossenem Deckel garen. Die Bohnen in einem Sieb abtropfen lassen, in die Pfanne geben und aufkochen lassen. Erneut mit den Gewürzen abschmecken und in 10 Minuten fertig garen.

Den Joghurt mit Zitronensaft und den gehackten Kräutern verrühren, mit etwas Salz abschmecken. Möhren und Zucchini putzen, waschen und fein raspeln. Fenchel und Paprika putzen, waschen und in dünne Scheiben schneiden. Den Eisbergsalat putzen, waschen und die Blätter zerpflücken. Die Salate auf einem Salatteller bunt anrichten und mit dem Joghurt-Dressing beträufeln. Das Chili con Carne mit dem Salat servieren.

1 Portion: ca. 553 kcal, 35 g Eiweiß, 30 g Fett, 35 g Kohlenhydrate. Dieses Gericht liefert nur 81 kcal pro 100 g.

Hauptgerichte

Rindfleisch mit Austernpilzen und Zucchini

2 Portionen

- 200 g Austernpilze
- 200 g mageres Rindfleisch aus der Schulter
- 1½ EL Rapsöl
- 60 g Zwiebeln
- 50 g Schinkenwürfel
- 300 g Zucchini
- 1 Spritzer Zitronensaft
- 50 g Sauerrahm
- Nach Geschmack Petersilie, Salz und Pfeffer

Die Austernpilze unter fließendem Wasser kurz abbrausen, putzen und große Pilze in mundgerechte Stücke schneiden. Das Rindfleisch in mundgerechte Würfel schneiden.

Das Öl in einer Pfanne erhitzen. Die Zwiebel abziehen, würfeln und im Öl glasig dünsten. Das Fleisch zugeben und rundherum gut anbraten. Dann die Schinkenwürfel zugeben und ebenfalls mit anbraten. Schließlich die Pilze zugeben, kurz schmoren lassen. Mit Salz und Pfeffer würzen.

Inzwischen die Zucchini waschen, putzen, längs halbieren und würfeln. Zur Pilzpfanne geben und alles zugedeckt 10 Minuten schmoren. Mit Salz, Pfeffer und etwas Zitronensaft abschmecken. Mit einem Klecks Sauerrahm und mit Petersilie bestreut servieren.

1 Portion: ca. 334 kcal, 31 g Eiweiß, 20 g Fett, 6 g Kohlenhydrate (9E%). Dieses Gericht liefert nur 76 kcal pro 100 g.

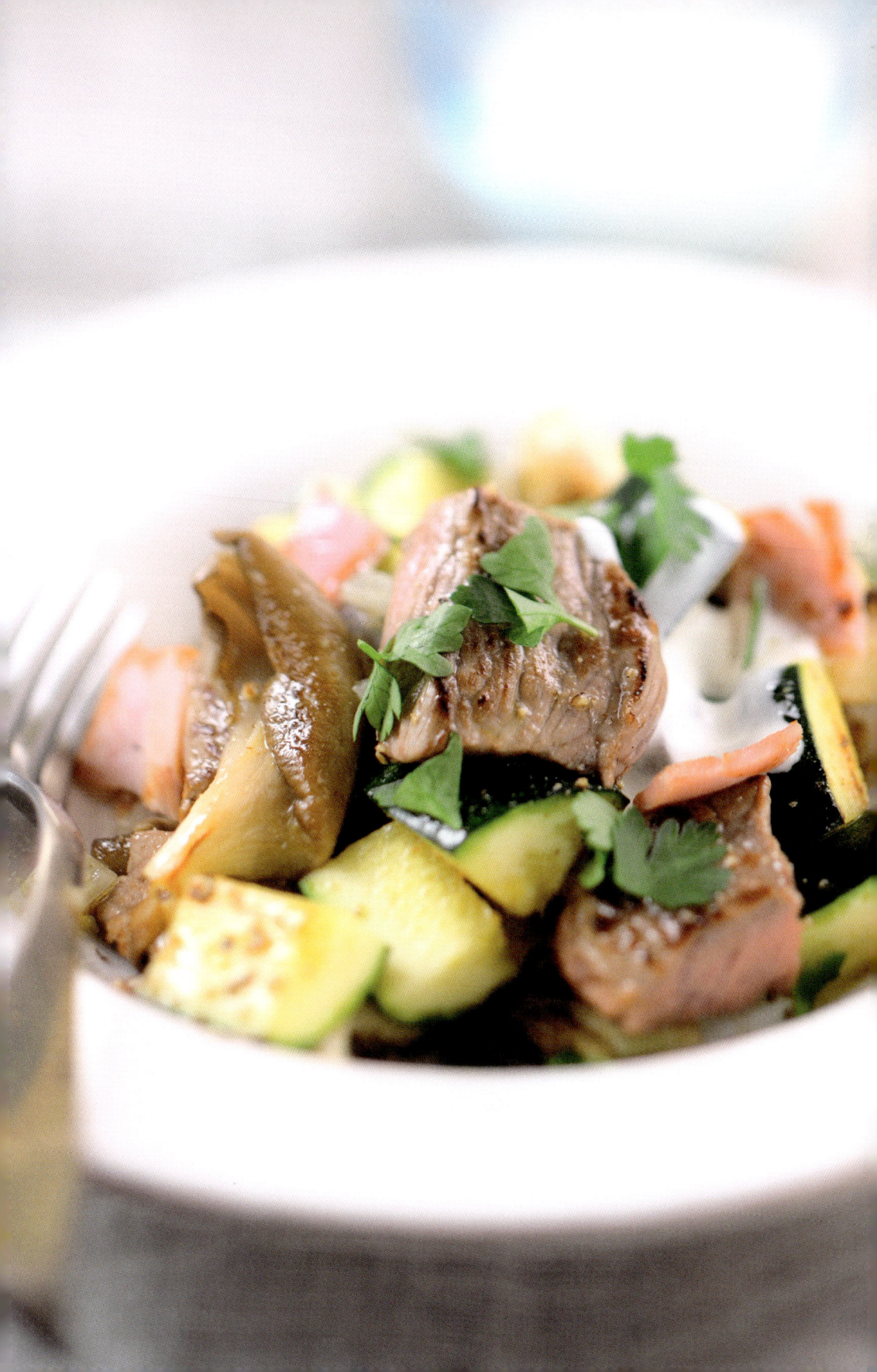

Hauptgerichte

Krautwickel

2 Portionen

- 300 g Weißkohl oder Wirsing
- 80 g Zwiebeln
- 1 kleine Knoblauchzehe
- 125 g Möhren
- 150 g gemischtes Hackfleisch
- 100 g Speisequark (40% Fett)
- 1 kleines Ei
- 1 TL Olivenöl
- 200 g Tomaten
- 120 ml Gemüsebrühe
- 30 g Sahne
- nach Geschmack frisch gehackte Petersilie, Salz und Pfeffer
- Rouladenklammern oder Küchengarn

Die Weißkohlblätter in sprudelnd kochendem Salzwasser etwa 3 Minuten blanchieren. In einem Sieb abtropfen lassen. Möhren, Zwiebeln und Knoblauch in Würfel schneiden.

Das Hackfleisch mit Zwiebeln, Knoblauch, Möhren, Quark und dem Ei gut vermengen. Die Krautblätter ausbreiten und in die Mitte je einen Klecks der Hackfleischmischung geben. Die Blätter zu Rouladen aufrollen und mit Rouladenklammern befestigen.

Den Backofen auf 200 °C (Umluft 180 °C) vorheizen. Eine Auflaufform mit dem Öl einpinseln. Die Krautwickel hineinsetzen und auf dem Herd von allen Seiten kräftig anbraten.

Die Tomaten sehr fein würfeln. Mit der Gemüsebrühe zu den Krautwickeln geben. Im Backofen etwa 30 Minuten schmoren. Herausnehmen und die Sahne unter die Tomatensauce rühren. Mit Petersilie bestreut servieren.

1 Portion: ca. 440 kcal, 28 g Eiweiß, 30 g Fett, 16 g Kohlenhydrate. Dieses Gericht liefert nur 75 kcal pro 100 g.

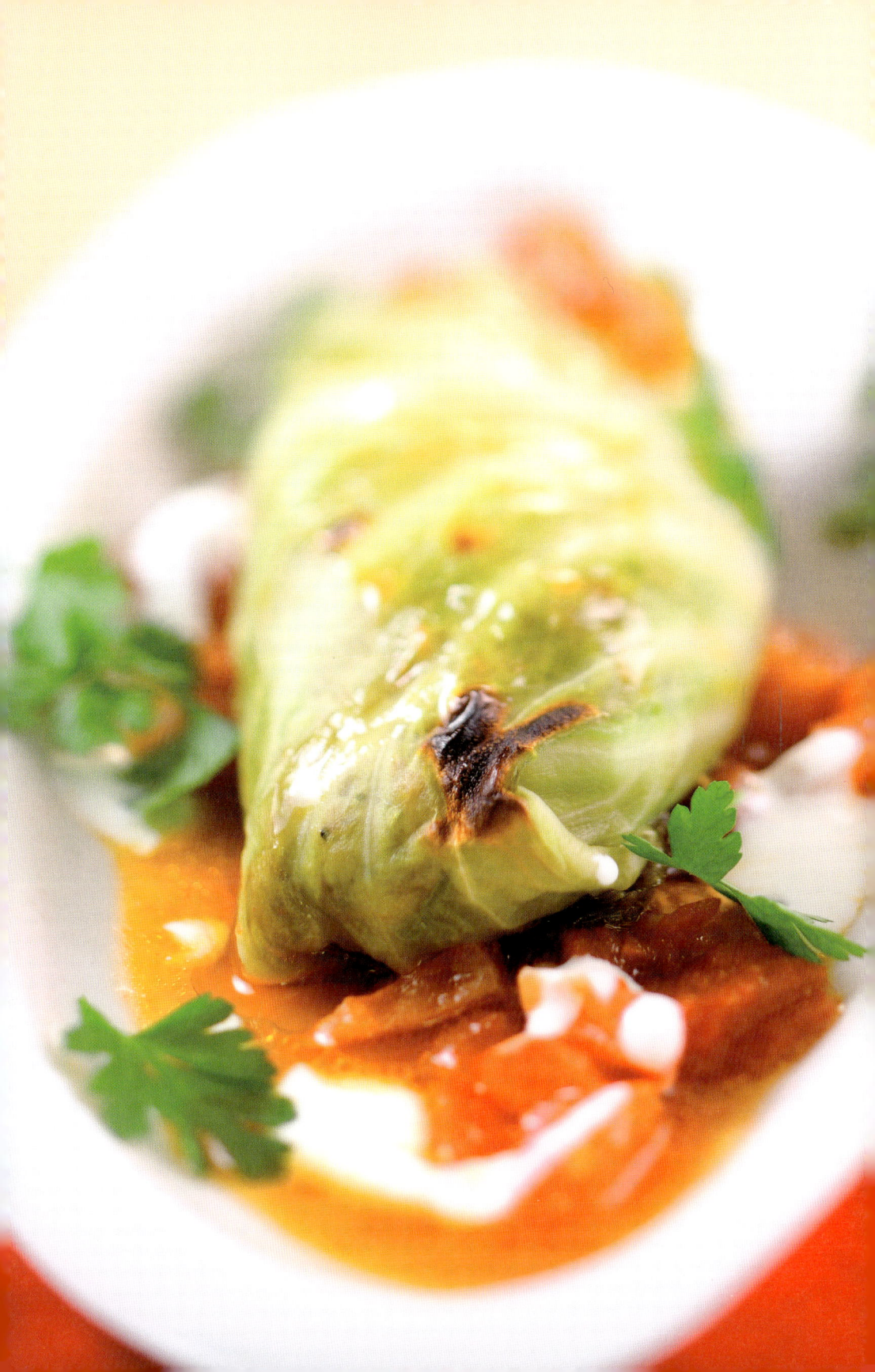

Hauptgerichte

Lauwarmer Lachs auf geschmolzenen Tomaten

4 Portionen

- → 4 Tranchen Lachs ohne Haut (etwa 600 g)
- → 600 g Tomaten
- → 2 EL Olivenöl
- → 2 Stängel Basilikum
- → 1 Thymianzweig
- → 200 g Rucola
- → 2 EL dunkler Balsamessig (Aceto balsamico)
- → Nach Geschmack Salz und Pfeffer

Die Lachstranchen mit Salz und Pfeffer würzen, im Wasserdampf oder in einem Fischdämpfer bei nicht zu hoher Temperatur (ca. 70°) in 8–10 Minuten gar ziehen lassen. Die Tomaten über Kreuz einschneiden, den Stielansatz entfernen und die Früchte mit kochendem Wasser überbrühen, 1 Minute ziehen lassen, kalt abschrecken und die Haut abziehen. Die Tomaten vierteln, die Kerne entfernen und die Viertel gleichmäßig würfeln.

1 EL Olivenöl in einer Pfanne erhitzen, die Tomatenwürfel darin bei mittlerer Hitze kurz erwärmen, nicht kochen lassen. Die Basilikumblättchen in Streifen schneiden, den Thymian waschen, trocken schütteln und die Blättchen abzupfen. Die Tomaten mit den Kräutern würzen, mit Salz und Pfeffer abschmecken. Den Rucola verlesen, waschen, trocken schleudern und mit 1 EL Olivenöl und dem Essig mischen. Nach Geschmack mit Pfeffer würzen. Den Lachs auf den lauwarmen Tomaten mit dem Rucolasalat anrichten.

1 Portion: ca. 352 kcal, 33 g Eiweiß, 22 g Fett, 5 g Kohlenhydrate (6E%). Dieses Hauptgericht liefert nur 97 kcal pro 100 g.

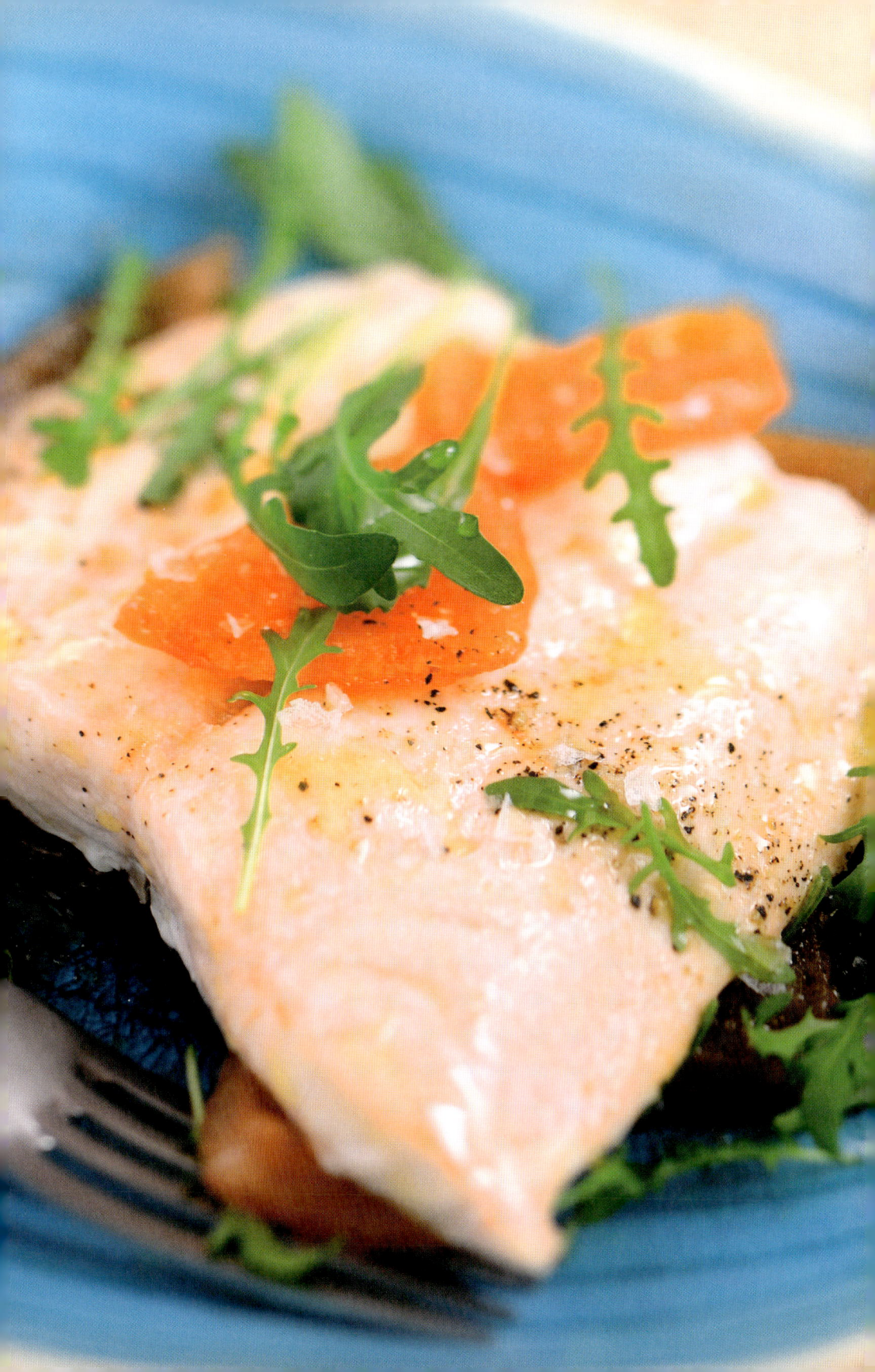

Hauptgerichte

Zander auf Rahmsauerkraut mit Südtiroler Speck

4 Portionen

- 2 Schalotten
- 35 g Schmalz
- 600 g Sauerkraut
- 100 ml halbtrockener Weißwein
- 200 ml Kalbs- oder Geflügelfond
- 2 Lorbeerblätter
- 8 Wacholderbeeren
- 1 Nelke
- 3 Pimentkörner
- 10 schwarze Pfefferkörner
- 8 Scheiben Südtiroler Speck (etwa 300 g)
- 2 EL geschlagene Sahne
- 600 g Zanderfilet mit Haut
- 1 EL Rapsöl
- 5 Thymianzweige
- 20 g Butter

Die Schalotten abziehen, in Ringe schneiden und im heißen Schmalz andünsten. Das Sauerkraut in einem Sieb ausdrücken, zu den Schalotten geben, unter Rühren kurz anbraten. Mit dem Wein ablöschen.

Den Fond, die Lorbeerblätter, Wacholderbeeren, Nelken, Piment und Pfefferkörner ebenfalls zufügen, 10 Minuten köcheln lassen. Inzwischen den Speck in einer kleinen Pfanne kross anbraten. Das Sauerkraut mit der Sahne verfeinern, nicht mehr kochen lassen.

Das Zanderfilet kalt abbrausen, mit Küchenpapier trocken tupfen und auf der Hautseite im heißen Öl kross anbraten. 1 Thymianzweig und die Butter zugeben. Den Fisch mit der geschmolzenen Butter mehrmals übergießen.

Das Zanderfilet auf dem Rahmsauerkraut mit den kross gebratenen Speckscheiben anrichten, mit Thymianzweigen garnieren.

1 Portion: ca. 503 kcal, 51 g Eiweiß, 30 g Fett, 8 Kohlenhydrate (7E%). Dieses Gericht liefert nur 101 kcal pro 100 g.

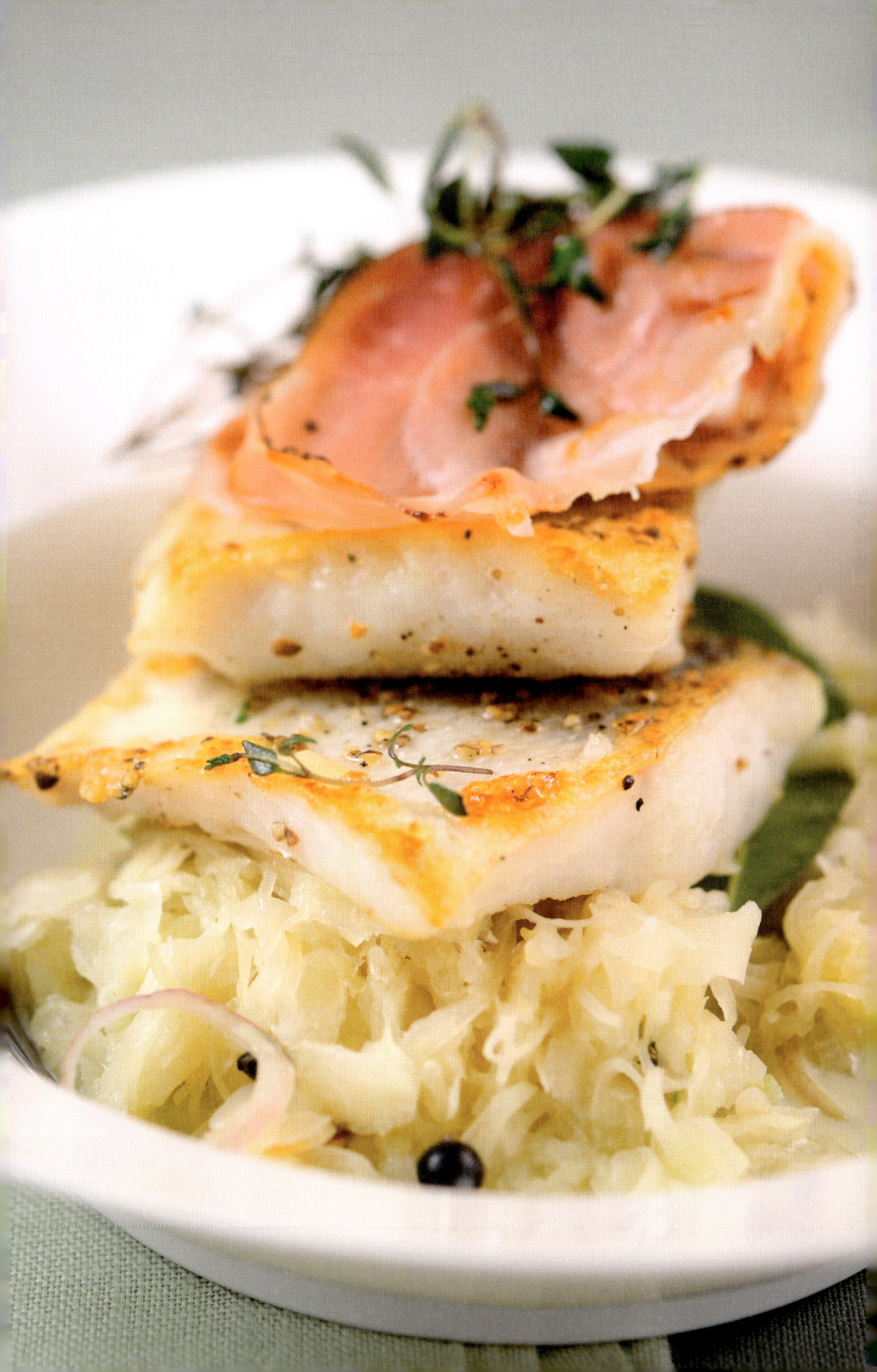

Hauptgerichte

Käsefondue mit Gemüse

2 Portionen

- 500 g Gemüse nach Wahl, z. B. Brokkoli, Blumenkohl, Möhren, Fenchel, Paprika
- 250 ml Gemüsebrühe
- 100 g alter Gouda
- 100 g mittelalter Gouda
- ½ Knoblauchzehe
- 80 ml Weißwein
- 1 Spritzer Zitronensaft
- Nach Geschmack 1 Spritzer Kirschwasser, Salz, Pfeffer und Muskatnuss

Das Gemüse putzen, waschen und in mundgerechte Stücke schneiden. In der sprudelnd kochenden Gemüsebrühe etwa 3 Minuten blanchieren, in einem Sieb abtropfen lassen.

Beide Käsesorten grob raspeln. Den Knoblauch abziehen und den Käsefondue-Topf damit einreiben. Den Wein zusammen mit dem Zitronensaft darin bei milder Hitze erwärmen.

Nach und nach den geraspelten Käse zugeben und unter Rühren darin schmelzen. Nach Geschmack Kirschwasser zugeben. Alles einmal aufkochen lassen. Mit Salz, Pfeffer und frisch geriebener Muskatnuss würzen.

Auf einem Rechaud servieren. Die Gemüsestücke aufspießen und in den Käse tauchen.

1 Portion: ca. 493 kcal, 34 g Eiweiß, 32 g Fett, 15 g Kohlenhydrate. Dieses Gericht liefert nur 95 kcal pro 100 g.

Desserts

Bunte Melonen-Kaltschale

2 Portionen

- ½ kanarische Melone
- 4 »Kugeln« Netzmelone
- 4 »Kugeln« Honigmelone
- 4 »Kugeln« Wassermelone
- 1 TL Honig oder Honig
- 300 g Buttermilch
- 1 EL Kokosflocken
- Zitronenmelisse zum Garnieren

Mit einem Eis-Portionierer 4 Kugeln aus dem Fruchtfleisch der kanarischen Melone ausstechen und zugedeckt beiseite – eventuell kühl – stellen. Das restliche Fruchtfleisch dieser Melone mit Honig und Buttermilch gut pürieren. Anschließend 1 Stunde kalt stellen.

Je 4 Kugeln Netzmelone, Honigmelone und Wassermelone ausstechen. Die Melonen-Buttermilch in zwei tiefe Teller gießen und je 2 Kugeln Netz-, Honig-, Wasser- und kanarische Melone auf diesem Spiegel anrichten. Mit Kokosflocken bestreuen und mit Zitronenmelisse garnieren.

Sie können statt der kanarischen Melone natürlich auch jede andere Melonensorte verwenden.

1 Portion: ca. 185 kcal, 7 g Eiweiß, 7 g Fett, 22 g Kohlenhydrate. Dieses Gericht liefert nur 49 kcal pro 100 g.

Rezept aus Das große LOGI-Kochbuch. 120 raffinierte Rezepte zur Ernährungsrevolution von Dr. Nicolai Worm. 978-3-942772-79-2

Desserts

Cafe Granité

1 Portion

→ 250 ml Kaffee
(z. B Espresso)

→ 1 TL Zucker
25 g Sahne

Den Kaffee zubereiten, mit Zucker süßen und erkalten lassen. Den Kaffee in eine flache, gefrierbeständige Schüssel geben und etwa 3 Stunden ins Gefrierfach stellen, bis der Kaffee nahezu gefroren ist.

Dann die Sahne steif schlagen. Den geeisten Kaffee in viele kleine Eisstückchen zerstoßen – das gelingt besonders einfach mit einem Eis-Crusher. Die Granité in ein dekoratives Glas füllen, ein Sahnehäubchen aufspritzen und mit Strohhalm servieren.

1 Portion: ca. 107 kcal, 1 g Eiweiß (4E%), 8 g Fett, 9 g Kohlenhydrate. Dieses Gericht liefert nur 37 kcal pro 100 g.

Desserts

Vanillequark mit Erdbeerpüree

2 Portionen

- 125 g Speisequark
- 125 g Vollmilchjoghurt
- 300 g Erdbeeren
- 1 Vanilleschote
- 1 TL Honig

Den Quark mit dem Joghurt cremig rühren. Die Erdbeeren vorsichtig waschen, entkelchen und die Hälfte der Erdbeeren pürieren. Die übrigen Beeren in Scheiben schneiden.

Die Vanilleschote der Länge nach aufschlitzen und das Mark in die Quarkmischung kratzen. Den Honig zugeben und beides gut unterrühren. Den Vanillequark mit dem Erdbeerpüree und den frischen Erdbeeren servieren.

1 Portion: ca. 156 kcal, 12 g Eiweiß, 5 g Fett, 16 g Kohlenhydrate. Dieses Gericht liefert nur 59 kcal pro 100 g.

LOGI-Taler

Ergibt ca. 30 Stück

- 110 g fein gemahlenes Kichererbsenmehl
- 1 Päckchen Trockenhefe
- 125 ml lauwarmes Wasser
- 1 Ei
- 1 EL Quark (20% Fett)
- 200 g Buttermilch
- 4 EL Weizenkleber
- 1 TL Salz
- 70 g Weizenkleie
- 30 g Haferkleie
- 40 g gemahlene Haselnüsse
- 80 g gemahlene Mandeln
- 50 g Nusskern-Mischung (z. B. Sonnenblumenkerne, Kürbiskerne, Leinsamen)
- 30 g gehobelte Haselnüsse

Kichererbsenmehl und Trockenhefe gut vermischen. Das lauwarme Wasser nach und nach zugeben und alles gut zu einem Teig verkneten. 30 Minuten zugedeckt an einem warmen Platz gehen lassen.

Nacheinander das Ei, Quark, Buttermilch, Weizenkleber, Salz, Weizenkleie, Haferkleie, gemahlene Haselnüsse und Mandeln zum Teig geben. Gut durchkneten. Zum Schluss die Nuss-Kern-Mischung mittelfein hacken und untermischen. Den Teig weitere 30 Minuten zugedeckt warm stellen und gehen lassen.

Den Backofen auf 200 °C (180 °C Umluft) vorheizen. Ein Blech mit Backpapier belegen. Vom Teig mit einem Esslöffel insgesamt 30 Portionen abnehmen, auf das Blech setzen und jeweils etwa 1 cm dicke Taler von 6 cm Durchmesser formen. Die LOGI-Taler 30–40 Minuten backen.

1 LOGI-Taler: ca. 122 kcal, 7 g Eiweiß, 8 g Fett, 7 g Kohlenhydrate. Dieses Gericht liefert 239 kcal pro 100 g.

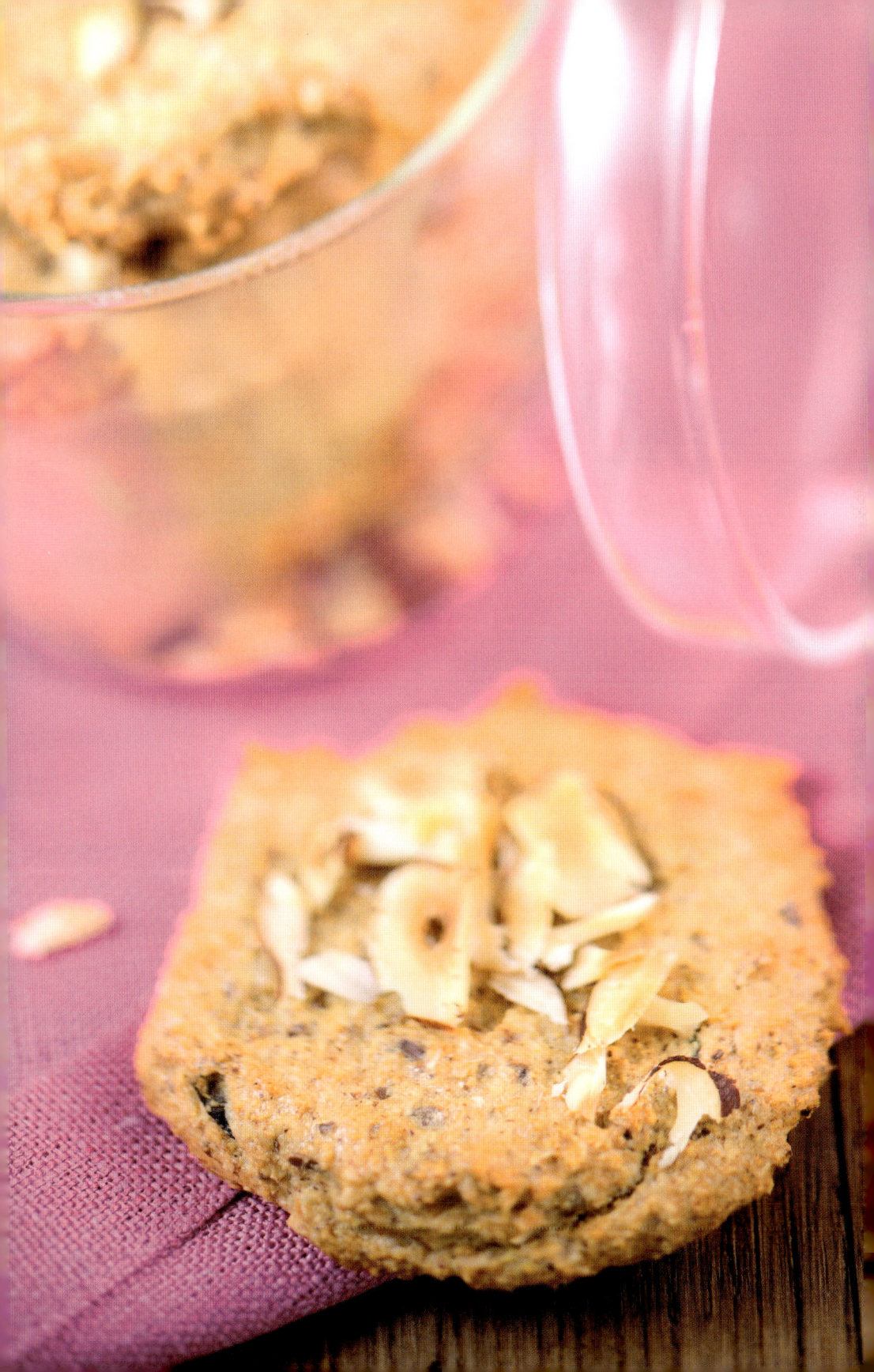

Easy Low-Carb-Brötchen

6 Brötchen

- → 200 ml Mineralwasser, mit Kohlensäure
- → 2 Eier, Größe M
- → 65 g Haferkleie
- → 45 g Eiweißpulver, Natural
- → 45 g Gold-Leinsamenmehl, entölt
- → 15 g Flohsamenschalen
- → 1 TL Salz
- → 1,5 TL Backpulver

Den Backofen auf 175 Grad Umluft vorheizen.

Alle Zutaten auf einen Schlag in eine Rührschüssel geben und vermengen. 5 Minuten stehen und quellen lassen. Dann mit den Händen 6 Brötchen formen und auf ein mit Backpapier belegtes Backblech legen. Kreuzweise einschneiden. Für 25–30 Minuten backen.

1 Portion: Kalorien: 121, Fett: 3,4 g, Kohlenhydrate: 6,5 g, Eiweiß: 12,8 g

Omega-3-Brot

1 Kastenbrot von 30 cm Länge ergibt etwa 24 Scheiben

- 500 g Magerquark
- 5 Eier, Größe M
- 125 g Haferkleie
- 75 g Eiweißpulver, Natural
- 50 g Walnussmehl, entölt
- 50 g Goldleinsamen, geschrotet
- 30 g Chia-Samen
- 30 g Hanfsamen, geschält
- 90 g Walnusskerne, mit einem Messer gehackt
- 2 TL Backpulver
- 2 TL Salz
- 1 TL Erythrit
- optional Brotgewürz nach Geschmack

Den Backofen auf 175 Grad Umluft vorheizen.

Alle Zutaten mit der Küchenmaschine oder dem Rührgerät auf einen Schlag in einer großen Schüssel verrühren, den Teig in eine mit Backpapier ausgekleidete Kastenform geben.

Für 50–60 Minuten in den Ofen. Am Ende Stechprobe mit einem Holzspieß machen. Im Kühlschrank aufbewahren. Das Omega-3-Brot lässt sich gut einfrieren und schmeckt aufgetoastet hervorragend.

1 Scheibe: Kalorien: 123, Fett: 6,6 g, Kohlenhydrate: 4,6 g, Eiweiß: 9,7 g

Low-Carb-Laugenbrötchen

5 Brötchen

Für die Laugenbrötchen:
- 100 ml warmes Wasser
- 5 g Kokosblütenzucker (alternativ normaler Haushaltszucker)
- 5 g Trockenhefe
- 100 g Joghurt, 3,5 % Fett
- 10 ml Apfelessig
- 1 Ei, Größe M
- 65 g Eiweißpulver, Natural
- 25 g Kokosmehl
- 25 g Flohsamenschalen
- 2 TL Backpulver
- 1 TL Salz

Für die Natronlauge:
- 500 ml heißes Wasser
- 3 TL Natron
- etwas grobes Salz zum Bestreuen

Den Backofen auf 175 Grad Umluft vorheizen. Ein Backblech mit Backpapier belegen. Im warmen Wasser den Kokosblütenzucker auflösen und die Trockenhefe unterrühren. Für 10–15 Minuten stehen lassen.

Alle Zutaten (einschließlich dem Hefewasser) auf einen Schlag zu einem Teig verarbeiten. Für 5 Minuten quellen lassen. Dann mit den Händen 5 Brötchen formen. In eine schmale hohe Schüssel 500 ml heißes Wasser geben und das Natron darin auflösen. In dem Natronwasser jedes Brötchen für 30 Sekunden schwimmen lassen. Mehrfach drehen, damit alle Seiten benetzt werden.

Anschließend die Brötchen auf das Backblech legen. Die Laugenbrötchen kreuzweise einschneiden und mit grobem Salz bestreuen. Für 30 Minuten im Ofen backen.

1 Portion: Kalorien: 106, Fett: 2,8 g, Kohlenhydrate: 3,5 g, Eiweiß: 14,6 g

Mascarpone-Marmorkuchen

ergibt 12 kleine Stücke

- 30 g Kokosmehl
- 40 g Mandelmehl, entölt
- 50 g Mandelmehl, nicht entölt
- 1 TL Backpulver
- 1/2 TL Guarkernmehl
- 150 g Mascarpone
- 2 Eier, Größe L
- 1 EL Rum
- 75 g Erythrit
- 3 TL Stevia-Streupulver mit Erythrit

Für den dunklen Teig:
- 25 g Kakaopulver
- 1/2 TL Stevia-Streupulver mit Erythrit
- ca. 50 ml Milch
- Butter, zum Fetten der Form

Den Backofen auf 175 Grad Umluft vorheizen. Die trockenen Zutaten für den Teig abwiegen und mischen. Die Mascarponecreme mit den Eiern und dem Rum verrühren. Anschließend die Süßmittel zufügen.

Schön cremig rühren, bis sich der Mascarpone gut verbunden hat. Dann esslöffelweise die trockenen Zutaten zufügen, und wenn der Teig dicker wird, die Hälfte der Milch hinzufügen. Alles zu einem schönen Teig verarbeiten. Den Teig zu $2/3$ in die gebutterte Form füllen. Zum restlichen Teig das Kakaopulver, die Stevia-Streusüße und die restliche Milch geben.

Alles gemeinsam zu einem schokoladigen Teig verrühren. Diesen dunkleren Teig auf den hellen Teig in der Form geben und mit einer Gabel spiralförmig vorsichtig »swirlen«. Den Kuchen für etwa 40–45 Minuten im Ofen backen.

1 Stück: Kalorien: 123, Fett: 9,3 g, Kohlenhydrate: 1,5 g, Eiweiß: 5,3 g

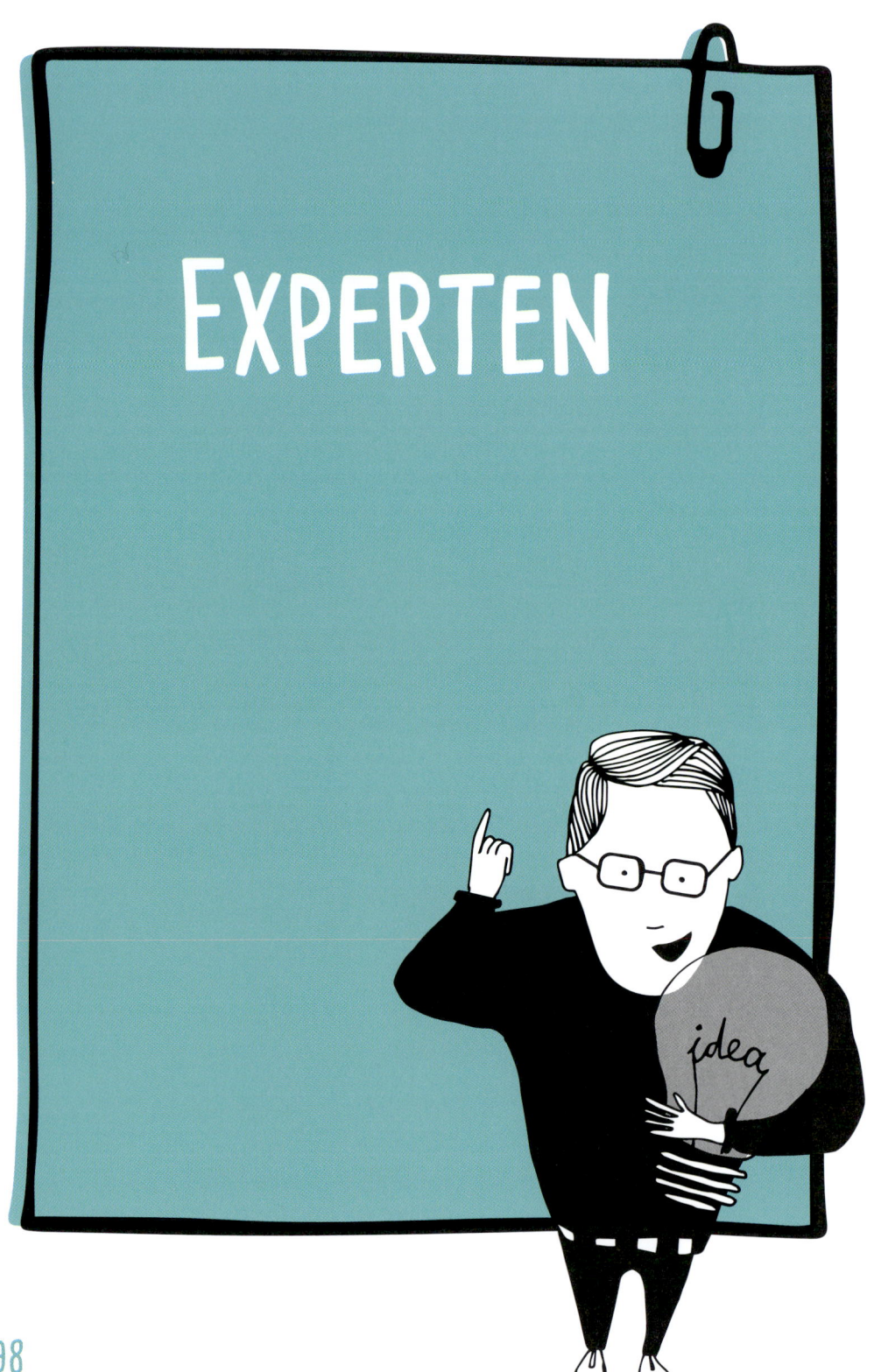

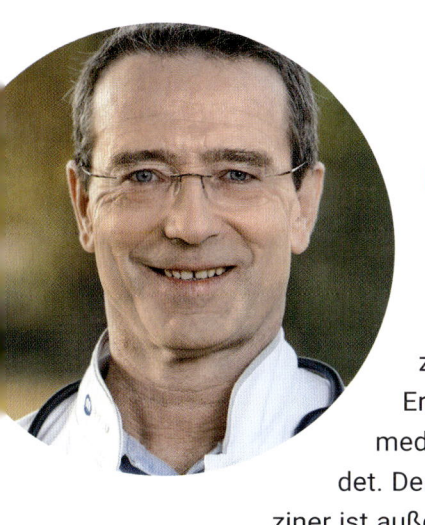

Dr. Matthias Riedl

Dr. med. Matthias Riedl ist geschäftsführender Direktor des 2008 von ihm gegründeten »medicum« Hamburg MVZ GmbH, das einzigartig in Europa die Diabetologie mit der Ernährungsmedizin und neun angrenzenden medizinischen Fachgebieten ganzheitlich verbindet. Der Internist, Diabetologe und Ernährungsmediziner ist außerdem als Publizist für Fachzeitschriften und Verlage, Berater für Firmen und Krankenkassen, Dozent auf internationalen Kongressen und Lehrbeauftragter zweier Universitäten tätig. Mit dem NDR/WDR hat Dr. Riedl schon mehrere Staffeln der »NDR Ernährungsdocs« gedreht. Im Vorstand des Bundesverbandes Deutscher Ernährungsmediziner (BDEM) engagiert er sich für die Förderung der Ernährungstherapie. 2013 nahm ihn das Magazin »Focus« in seine Empfehlungsliste der »Top-Mediziner« auf.

Prof. Dr. Stephan Martin

Herr Prof. Dr. med. Stephan Martin hat an den Universitäten Essen und Düsseldorf Humanmedizin studiert. Nach einer Zeit als Postdoktorand an der Harvard Medical School in Boston hat er die Facharztausbildung zum Internisten mit Zusatzbezeichnung Endokrinologie absolviert. Er war leitender Oberarzt an der Deutschen Diabetes-Klinik an der Heinrich-Heine-Universität Düsseldorf, von 2007 bis 2010 Chefarzt für Diabetologie an den Sana Kliniken Düsseldorf. Seit 2011 ist er Chefarzt für Interdisziplinäre Diabetesbetreuung und Direktor des Westdeutschen Diabetes- und Gesundheitszentrums (WDGZ) des Verbundes Katholischer Kliniken Düsseldorf (VKKD).

Er beschäftigt sich wissenschaftlich mit Möglichkeiten der telemedizinischen Betreuung von Personen mit Diabetes mellitus, sowie neuen Formen der nicht-medikamentösen Therapie bei Lebensstilbedingten Erkrankungen. Er hat verschiedene Forschungspreise, u.a. den Frerichs-Preis der Deutschen Gesellschaft für Innere Medizin, erhalten und ist Mitglied im Ärztlichen Sachverständigenrat des Bundesministerium für Arbeit und Soziales.

Prof. Dr. Nicolai Worm

Prof. Dr. oec. troph. Nicolai Worm aus München ist seit 2008 Professor an der Deutschen Hochschule für Prävention und Gesundheitsmanagement (DHPG) in Saarbrücken. Er hatte bereits eine Vielzahl an Lehr- und Projektleitungstätigkeiten inne und war von 1996 bis 2007 Mitglied des fachübergreifenden Human-wissenschaftlichen Zentrums (HWZ) der Ludwig-Maximilian-Universität in München. Seit 1987 ist er als Referent in der ärztlichen Fortbildung tätig. Er ist Autor zahlreicher Bücher und Fachartikel und hat durch viele Interviews im Hörfunk und Fernsehen in der Öffentlichkeit einen hohen Bekanntheitsgrad, zum Beispiel von 1987 bis 2005 als Experte in der SWR-Fernseh-Serie »Was Großmutter noch wusste«. Er ist Begründer der LOGI-Methode zur Ernährungstherapie und des Flexi-Carb-Konzepts, das eine gesunde kohlenhydratreduzierte und bedarfsgerechte Dauerernährung ermöglicht.

Prof. Dr. Andreas Pfeiffer

Prof. Dr. med Andreas Pfeiffer aus Berlin ist seit dem Jahr 2000 Professor für Innere Medizin an der Freien Universität Berlin, Leiter der Abteilung Klinische Ernährung am Deutschen Institut für Ernährungsforschung Potsdam und der Abteilung für Ernährungsmedizin, Endokrinologie und Diabetes am Universitätsklinikum Benjamin Franklin. Er ist Autor und Co-Autor von über 380 wissenschaftlich begutachteten Publikationen sowie weiterer Übersichtsartikel, Buchkapitel in Lehrbüchern und Kommentaren. Seine Forschungsfokus liegt unter anderem auf den Bereichen: Ernährung und Diabetes-Mechanismen der günstigen Wirkungen von Nährstoffen auf die Gesunderhaltung, Prävention des Diabetes durch »Life Style«-Maßnahmen, Diabetische Komplikationen, Genetik des Diabetes und Gen-Nährstoff-Interaktion.

Prof. Dr. Annette Schürmann

Prof. Dr. rer. nat. Annette Schürmann aus Dorsten (NRW) ist Biologin und war von 2002 bis 2009 stellvertretende Leiterin der Abteilung Pharmakologie am Deutschen Institut für Ernährungsforschung in Potsdam-Rehbrücke (DIfE), von 2004 bis 2009 leitete sie außerdem die Arbeitsgruppe Endokrine Pharmakologie am DIfE. Nachdem Ruf auf die W3-Professur »Experimentelle Diabetologie« (DIfE/Universität Postdam) im August 2009 ist sie seit Oktober 2009 die Leiterin der Abteilung Experimentelle Diabetologie am DIfE.

Prof. Dr. Hans Hauner

Prof. Dr. med Hans Hauner ist Humanmediziner und Ordinarius für Ernährungsmedizin an der TU München und Direktor des Else Kröner-Fresenius-Zentrums für Ernährungsmedizin. Seine Forschungsschwerpunkte liegen auf Biologie und sekretorischer Funktion des humanen Fettgewebes, funktioneller Charakterisierung von diabetes- und adipositasrelevanten SNPs in vitro und in vivo, Ernährung in der Schwangerschaft und fötale Programmierung, Prävention und Therapie von Adipositas/Typ-2-Diabetes, Sekundärprävention des Mammakarzinoms und auf personalisierter Ernährung.

Dr. Richard K. Bernstein

Richard K. Bernstein MD aus New York, USA, behandelt Menschen mit Diabetes und ist Mitglied des *American College of Nutrition*, des *American College of Endocrinology* und von *The College of Certified Wound Specialists*. Er hat seit über 70 Jahren selbst Diabetes Typ 1 und schreibt seit mehreren Jahrzehnten zu dem Thema Diabetes. In den sechs von ihm veröffentlichten Büchern beschreibt er konkrete Strategien, den Blutzucker trotz Diabetes auf einem normalen Level zu halten.

Prof. Dr. Roy Taylor

Prof. Dr. Roy Taylor aus Newcastle, England, ist seit 2006 Direktor des *Newcastle Magnetic Resonance Centre* und forscht vor allem im Bereich des menschlichen Stoffwechsels.

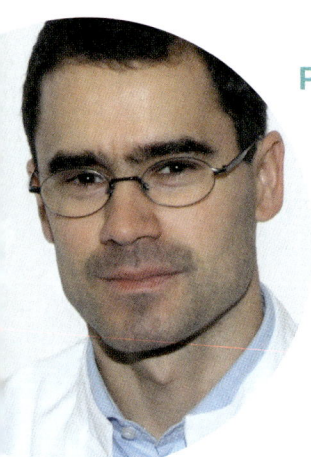

Prof. Dr. Karsten Müssig

Professor Dr. med. Karsten Müssig aus Düsseldorf ist stellvertretender Direktor der Klinik für Endokrinologie und Diabetologie, Universitätsklinikum Düsseldorf, und Leiter des Klinischen Studienzentrums, Deutsches Diabetes-Zentrum.

Dr. Oliver Schubert

Dr. med. Oliver Schubert ist Facharzt für Innere Medizin und Diabetologie und behandelt seine Patienten in der »Diabetespraxis Buxtehude«.

Oberarzt Dr. Gerd Köhler

Priv.-Doz. Dr. med. univ. Gerd Köhler ist Oberarzt in der klinischen Abteilung für Endokrinologie und Diabetologie der Universität Graz.

Dr. Franziska Holz

Franziska Holz ist Ärztin und war für die Deutsche Diabetes Gesellschaft tätig.

Gabriele Kostka

Gabriela Kostka aus Hamburg arbeitet in dem Referat Gesundheits- und Versorgungsmanagement der DAK.

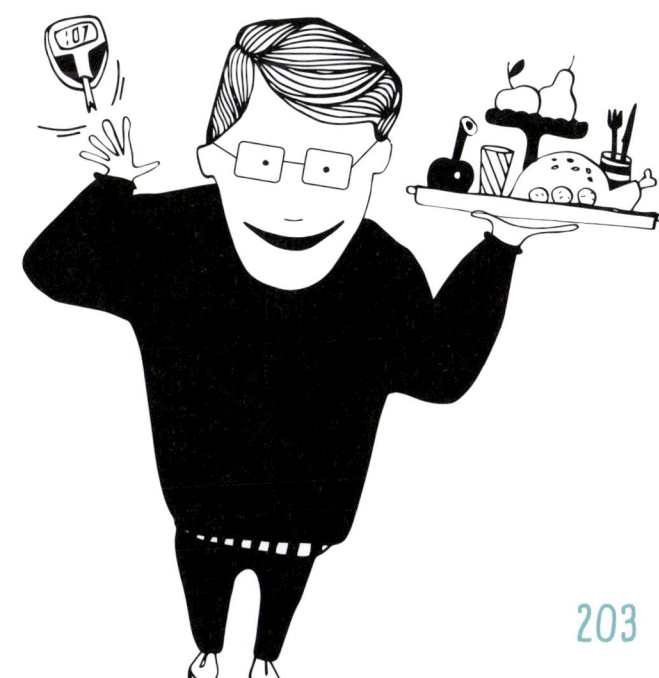

www.systemed.de

Gesunde Ernährung rund um die LOGI-Methode und LOGI-Low-Carb

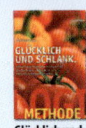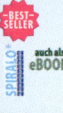
Glücklich und schlank.
Mit viel Eiweiß und dem richtigen Fett. Das komplette LOGI-Basiswissen. Mit umfangreichem Rezeptteil.
Dr. Nicolai Worm
978-3-942772-96-1   **22,00 €**

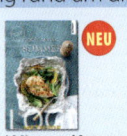
LOGI seasonal Sommer.
Die schönsten Rezepte für den Sommer.
978-3-95814-105-6   **18,00 €**

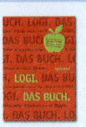
LOGI. Das Buch.
Das Beste aus 15 Jahren LOGI. 300 Rezepte, Theorie und Tipps.
978-3-95814-026-4   **30,00 €**

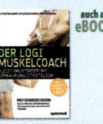
Der LOGI-Muskel-Coach.
Die ultimative Sporternährung für Muskelaufbau und Ausdauertraining.
Dr. Torsten Albers | Kirsten Segler
978-3-942772-13-6   **19,99 €**

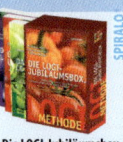
Die LOGI-Jubiläumsbox.
10 erfolgreiche, glückliche und schlanke Jahre mit der LOGI-Methode.
Enthält DIE drei Standardwerke rund um die LOGI-Methode zum Jubiläumspreis.
- Glücklich und schlank.
- Das große LOGI-Kochbuch.
- Das neue große LOGI-Kochbuch.
Dr. Nicolai Worm | Franca Mangiameli | Heike Lemberger
978-3-927372-68-9   **55,00 €**
(erhältlich solange der Vorrat reicht)

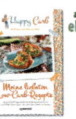
Happy Carb: Meine liebsten Low-Carb-Rezepte.
Happy-Carb-Bloggerin Bettina Meiselbach verrät uns ihre 150 »Erfolgsrezepte« für mehr Gesundheit und Genuss.
Bettina Meiselbach
978-3-95814-075-2   **19,99 €**

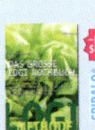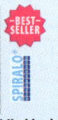
Das große LOGI-Kochbuch.
120 raffinierte Rezepte zur Ernährungsrevolution mit Dr. Nicolai Worm. Mit exklusiver LOGI-Komposition der Spitzenköche Alfons Schuhbeck, Vincent Klink, Ralf Zacherl, Christian Henze und Andreas Gerlach.
Franca Mangiameli
978-3-942772-79-2   **22,00 €**

LOGI seasonal Herbst.
Die schönsten Rezepte für den Herbst.
978-3-95814-104-9   **18,00 €**

Eiweiß-Guide.
Tabellen mit über 500 Lebensmitteln bewertet nach ihrem Eiweißgehalt und ausgewählten Aminosäuren.
Franca Mangiameli | Heike Lemberger | Dr. Nicolai Worm
978-3-942772-64-8   **9,99 €**

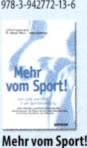
Mehr vom Sport!
Low-Carb und LOGI in der Sporternährung.
Unter Mitwirkung zahlreicher Spitzensportler: Boxweltmeister Felix Sturm, Schwimmprofi Mark Warnecke, Leichtathlet Danny Ecker und viele mehr.
Clifford Opoku-Afari | Dr. Nicolai Worm | Heike Lemberger
978-3-927372-41-2   **19,95 €**

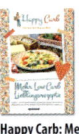
Happy Carb: Mehr Low-Carb-Lieblingsrezepte.
Happy-Carb-Bloggerin Bettina Meiselbach präsentiert weitere 150 bunte Low-Carb-Rezepte mit der Extraportion Happiness.
Bettina Meiselbach
978-3-95814-103-2   **22,00 €**

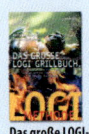
Das große LOGI-Grillbuch.
120 heiß geliebte Grillrezepte rund um Gemüse, Fisch und Fleisch. Ein Fest für LOGI-Freunde.
Heike Lemberger | Franca Mangiameli
978-3-942772-12-9   ~~18,00 €~~ **15,99 €**

Fett Guide.
Wie viel Fett ist gesund? Welches Fett wofür? Tabellen mit über 500 Lebensmitteln, bewertet nach ihrem Fettgehalt und ihrer Fettqualität.
Heike Lemberger | Ulrike Gonder
Dr. Nicolai Worm
978-3-942772-09-9   ~~9,99 €~~ **7,49 €**

LOGI und Low Carb in der Sporternährung.
Glykämischer Index und glykämische Last – Einfluss auf Gesundheit und körperliche Leistungsfähigkeit.
Jan Prinzhausen
978-3-927372-30-6   **24,90 €**

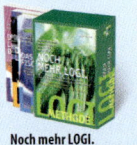
Noch mehr LOGI.
Die LOGI-Fisch-, -Back- und -Grillbox.
Über 400 raffinierte Rezepte. Die Box beinhaltet:
- das große LOGI-Fischkochbuch
- das große LOGI-Grillbuch
- das große LOGI-Back- und Dessertbuch
Heike Lemberger | Franca Mangiameli | Susanne Thiel | Anna Fischer
978-3-927372-48-8   **45,00 €**
(erhältlich solange der Vorrat reicht)

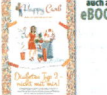
Happy Carb: Diabetes Typ 2 – nicht mit mir!
Erfolgsbloggerin Bettina Meiselbach verrät ihr persönliches Low-Carb-Geheimnis gegen Diabetes. Mit 30 inspirierenden Rezeptideen.
Bettina Meiselbach
978-3-95814-062-2   **19,99 €**

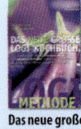
Das neue große LOGI-Kochbuch.
120 neue Rezepte – auch für Desserts, Backwaren und vegetarische Küche. Jede Menge LOGI-Tricks und die klügsten Alternativen zu Pizza, Pommes und Pasta.
Franca Mangiameli | Heike Lemberger
978-3-942772-88-4   **22,00 €**

LOGI-Guide.
Tabellen mit über 500 Lebensmitteln bewertet nach ihrem Fettgehalt und ihrer glykämischen Last.
Franca Mangiameli
Dr. Nicolai Worm | Andra Knauer
978-3-942772-02-0   **6,99 €**

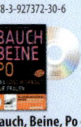
Bauch, Beine, Po – das LOGI-Workout für Frauen. (DVD)
Inklusive ausführlichem Booklet.
M. Maier | Dr. N. Worm
978-3-927372-98-6   ~~14,95 €~~ **8,99 €**

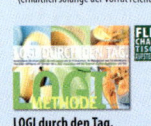
LOGI durch den Tag.
Kombinieren Sie Ihren LOGI-Abnehmplan aus 50 Frühstücken, 50 Mittagessen und 50 Abendessen. Maximale Sättigung mit weniger als 1.600 Kalorien und 80 Gramm Kohlenhydraten pro Tag!
Franca Mangiameli
978-3-95814-007-3   **26,00 €**

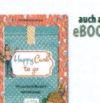
Happy Carb to go.
44 Low-Carb-Rezepte für unterwegs.
Bettina Meiselbach
978-3-95814-088-2   **12,00 €**

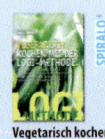
Vegetarisch kochen mit der LOGI-Methode.
LOGI ohne Fisch und Fleisch? Na klar! 80 innovative und kreative LOGI-Veggie-Rezepte. Wenige Kohlenhydrate – glutenfrei! Mit vielen veganen Rezeptalternativen.
Susanne Thiel | Dr. Nicolai Worm
978-3-942772-89-1   **22,00 €**

Die LOGI-Kochkarten.
Die besten LOGI-Rezepte. Einfallsreich, einfach, preiswert.
978-3-942772-54-9   **5,00 €**

#POWERFÜRDICH. (DVD)
Trainiert, schlank & sexy.
Das 12-Wochen-Programm von Promi-Trainer Cliff.
Clifford Opoku-Afari
978-3-95814-010-3   **14,99 €**

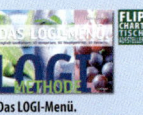
Das LOGI-Menü.
Logisch kombiniert: 50 Vorspeisen, 50 Hauptgerichte, 50 Desserts.
Franca Mangiameli
978-3-95814-006-6   **26,00 €**

Happy Carb: Ratzfatz Low Carb gekocht.
55 Low-Carb-Rezepte, einfach und schnell für jeden Tag.
Bettina Meiselbach
978-3-95814-111-7   **12,00 €**

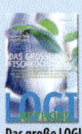
Das große LOGI-Fischkochbuch.
Köstliche Gerichte mit Fisch und Meeresfrüchten aus heimischen Gewässern und aus aller Welt.
S. Thiel | A. Fischer
978-3-942772-07-5   **15,99 €**

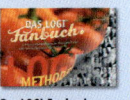
Das LOGI-Fanbuch.
Erfolgsgeschichten, Rezepte, Tipps und Tricks von Fans für Fans der LOGI-Methode.
978-3-95814-079-0   ~~19,95 €~~ **19,99 €**

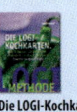
Leicht abnehmen! Geheimrezept Eiweiß.
Gewicht verlieren mit Eiweiß und Formula-Mahlzeiten. Und dann: gesund und schlank auf Dauer mit LOGI.
Dr. Hardy Walle | Dr. Nicolai Worm
978-3-95814-009-7   **19,99 €**

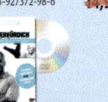
Endlich schlank ohne Diät.
Erfolgreich abnehmen ohne Jo-Jo-Effekt und Kalorienzählen – nach dem LOGI-Erfolgsprinzip von Dr. Nicolai Worm.
Anna Cavelius
978-3-942772-10-5   ~~9,99 €~~ **7,49 €**

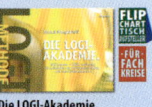
Die LOGI-Akademie.
LOGI lehren und LOGI verstehen. Ein Leitfaden zur Patientenschulung zum Selbststudium.
Franca Mangiameli
978-3-927372-59-7   ~~49,99 €~~ **34,99 €**

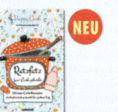
Die Low-Carb-Alltagsküche.
110 Koch- und Backrezepte, die JEDER kann!
Beate Strecker
978-3-95814-034-9   **19,99 €**

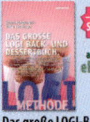
Das große LOGI-Back- und Dessertbuch.
Über 100 raffinierte Dessertrezepte, die Sie niemals für möglich gehalten hätten. So macht Leben nach LOGI noch mehr Spaß! Mit ausführlichem Stevia-Extrakapitel.
Franca Mangiameli | Heike Lemberger
978-3-927372-66-5   **19,95 €**

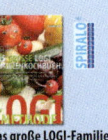
Leicht abnehmen! Das Rezeptbuch.
Gewicht verlieren mit Eiweiß und Formula-Mahlzeiten. Und danach: 70 einfache und genussvolle LOGI-Rezepte.
Dr. Hardy Walle
978-3-927372-40-5   **12,95 €**

Das große LOGI-Familienkochbuch.
Die LOGI-Ernährungsmethode für die ganze Familie in Theorie und Praxis. Mit 100 tollen Rezepten, die auch Kindern schmecken.
Marianne Botta | Dr. Nicolai Worm
978-3-95814-016-5   **22,00 €**

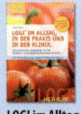
LOGI im Alltag, in der Praxis und in der Klinik.
Andra Knauer
978-3-942772-31-0   ~~7,99 €~~ **6,99 €**

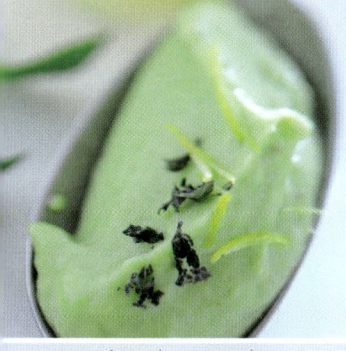

systemed Küchenratgeber

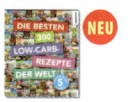
Die besten 300 Low-Carb-Rezepte der Welt.
978-3-95814-097-4   **25,00 €**

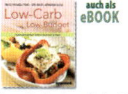
Low-Carb – Low-Budget.
Kohlenhydratbilanzierte Küche aus dem kleinen Geldbeutel.
Wolfgang Link | Dr. med. Jürgen Voll
978-3-942772-65-5   **8,99 €**

Low-Carb unterwegs.
40 Rezepte für die Reise und zum Mitnehmen.
Franca Mangiameli | Heike Lemberger
978-3-942772-66-2   **8,99 €**

Low-Carb vegan.
40 Rezepte ohne tierische Lebensmittel.
Franca Mangiameli | Heike Lemberger
978-3-942772-68-6   **8,99 €**

Low-Carb für Sportler.
30 kohlenhydratreduzierte Gerichte für den Sportler.
Wolfgang Link | Dr. med. Jürgen Voll
978-3-942772-91-4   **8,99 €**

Low-Carb-Powerwoche.
In 7 Tagen Vitalität gewinnen und Gewicht verlieren.
Wolfgang Link | Dr. med. Jürgen Voll
978-3-942772-87-7   **8,99 €**

Low-Carb in der Schwangerschaft.
Gesundheit mit wenig Kohlenhydraten für Mutter und Baby.
Annett Schmittendorf
978-3-942772-72-3   **8,99 €**

Low-Carb-Feierabendküche.
5 Zutaten – 15 Minuten – 40 Rezepte.
978-3-95814-059-2   **8,99 €**

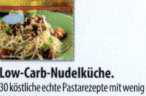
Low-Carb-Nudelküche.
30 köstliche echte Pastarezepte mit wenig Kohlenhydraten.
978-3-95814-047-9   **8,99 €**

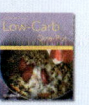
Low-Carb-One-Pot.
1 Topf – alle Zutaten – 36 kohlenhydratarme Rezepte.
Wolfgang Link
978-3-95814-095-0   **8,99 €**

Low-Carb für Einsteiger.
32 Rezepte mit zahlreichen Varianten für den Start in eine kohlenhydratarme Ernährung.
Manuela Oehninger Suter
978-3-95814-048-6   **8,99 €**

Low-Carb-Desserts.
40 Desserts mit wenig Kohlenhydraten.
Wolfgang Link
978-3-942772-95-2   **8,99 €**

Low-Carb-Pfannengerichte.
40 Rezepte für die schnelle Pfanne mit wenig Kohlenhydraten.
Wolfgang Link
978-3-942772-93-8   **8,99 €**

Low-Carb bei Nahrungsmittelunverträglichkeit.
30 Rezepte bei Laktoseintoleranz/Fruktoseintoleranz/Zöliakie.
W. Link | Dr. med. J. Voll   ~~4,99 €~~
978-3-942772-74-7   **7,99 €**

Low-Carb für den Hund.
Artgerechte Hundeernährung mit wenig Kohlenhydraten – Wissen, Tipps und Rezepte.
Ursula Bien
978-3-95814-011-0   **8,99 €**

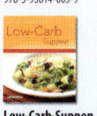
Low-Carb vegetarisch.
40 vegetarische Rezepte ohne Fisch und Fleisch.
Wolfgang Link
978-3-95814-005-9   **8,99 €**

Low-Carb-Suppen.
40 Suppen und Eintöpfe zum einfachen Nachkochen.
Manuela Oehninger Suter
978-3-95814-004-2   **8,99 €**

Low-Carb-Burger.
40 großartige Burgerrezepte mit wenigen Kohlenhydraten.
Wolfgang Link
978-3-95814-074-5   **8,99 €**

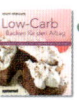
Low-Carb kalte Küche.
40 kohlenhydratarme Rezepte ohne zu kochen.
Manuela Oehninger Suter
978-3-95814-021-9   **8,99 €**

Low-Carb-Aufläufe.
40 kohlenhydratarme Rezepte aus dem Ofen & Wissenswertes zu Auflaufformen.
Wolfgang Link
978-3-95814-022-6   **8,99 €**

Low-Carb in 15 Minuten.
40 »leichte« Schnellrezepte zum Genießen.
Wolfgang Link
978-3-942772-75-4   **8,99 €**

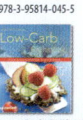
Low-Carb-Backen für den Alltag.
22 kohlenhydratarme, einfache und 100% funktionierende Rezepte für Kuchen und Kekse.
Beate Strecker
978-3-95814-033-2   **8,99 €**

Low-Carb-Weihnachtsbäckerei.
22-mal Kekse, Gebäck und Konfekt zur Weihnachtszeit.
Beate Strecker
978-3-95814-043-1   **8,99 €**

Low-Carb für Diabetiker.
29 kohlenhydratarme Rezepte zur Blutzuckerregulation.
Wolfgang Link | Dr. Jürgen Voll
978-3-95814-045-5   **8,99 €**

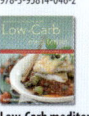
Low-Carb-Frühstück.
40 abwechslungsreiche Frühstücksideen zum Genießen.
Wolfgang Link
978-3-95814-046-2   **8,99 €**

Low-Carb mediterran.
34 kohlenhydratarme Rezepte mit garantiertem Ferienfeeling.
Manuela Oehninger Suter
978-3-95814-055-4   **8,99 €**

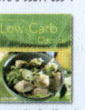
Low-Carb-Classics.
40 kohlenhydratarme Rezepte aus der traditionellen Hausmacherküche.
Wolfgang Link
978-3-95814-081-3   **8,99 €**

Ketogene Ernährung

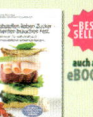
Krebszellen lieben Zucker – Patienten brauchen Fett.
Gezielt essen für mehr Kraft und Lebensqualität bei Krebserkrankungen.
Prof. Ulrike Kämmerer
Dr. Christina Schlatterer | Dr. Gerd Knoll
978-3-927372-90-0   **24,99 €**

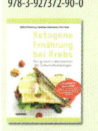
Ketogene Ernährung bei Krebs.
Die besten Lebensmittel bei Tumorerkrankungen.
Prof. Ulrike Kämmerer
Dr. Christina Schlatterer | Dr. Gerd Knoll
978-3-95814-037-0   **17,95 €**

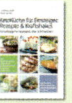
KetoKüche für Einsteiger: Rezepte & Kraftshakes.
50 ketogene Rezepte, die schmecken.
Dorothee Stuth | Ulrike Gonder
978-3-942772-42-6   **14,99 €**

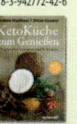
KetoKüche zum Genießen.
Mit gesunden Gewürzen und Kokosnuss. Über 100 ketogene Rezepte für Genießer.
Bettina Matthaei | Ulrike Gonder
978-3-942772-44-0   **19,99 €**

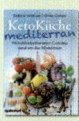
KetoKüche mediterran.
90 kohlenhydratarme Gerichte rund um das Mittelmeer.
Bettina Matthaei | Ulrike Gonder
978-3-95814-044-8   **19,99 €**

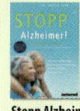
Stopp Alzheimer!
Wie Demenz vermieden und behandelt werden kann.
Dr. Bruce Fife   **20,00 €**
978-3-942772-86-0   **24,99 €**

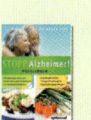
Stopp Alzheimer! Praxisbuch.
Wie Demenz vermieden und behandelt werden kann. Mit zahlreichen Rezepten, Mental-Test sowie Warenkunde und Kohlenhydrattabellen.
Dr. Bruce Fife
978-3-942772-27-3   **12,99 €**

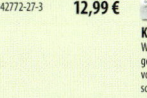
Essen! Nicht! Vergessen!
Demenzrisiko einfach wegessen – der: Wie die Ernährung vor Alzheimer & Co. schützen kann.
Dr. Peter Heilmeyer | Ulrike Gonder
978-3-95814-070-7   **15,95 €**

Kopfküche. Das Anti-Alzheimer-Kochbuch.
50 unvergessliche Rezepte gegen Alzheimer & Co.
Dr. med. Michael Nehls
978-3-95814-084-4   **19,95 €**

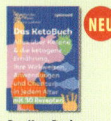
Das KetoBuch.
Alles über Ketone & die ketogene Ernährung, ihre Wirkweisen, Anwendungen und Chancen in jedem Alter. Mit 30 Rezepten.
U. Gonder | J. Tulipan | M. Lommel
978-3-95814-115-5   **19,95 €**

Das Beste aus der Kokosnuss.
Natives Bio-Kokosöl und Bio-Kokosmehl.
Ulrike Gonder
978-3-942772-56-3   **4,99 €**

Kokosöl (nicht nur) fürs Hirn!
Wie das Fett der Kokosnuss helfen kann, gesund zu bleiben und das Gehirn vor Alzheimer und anderen Schäden zu schützen.
Ulrike Gonder
978-3-942772-38-9   **7,49 €**

Positives über Fette und Öle.
Warum gute Fette und Öle so wichtig für uns sind.
Ulrike Gonder
978-3-942772-57-0   **4,99 €**

Alle 3 Bücher im Paket   **14,00 €**

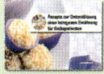
KetoKüche kennenlernen.
Die ketogene Ernährung in Theorie und Praxis.
Ulrike Gonder | Anja Leitz
978-3-942772-80-8   **8,99 €**

Praxisbroschüre Rezepte zur Unterstützung einer ketogenen Ernährung für Krebspatienten.
Prof. Ulrike Kämmerer | Nadja Pfetzer
(erhältlich nur beim Verlag)   **6,90 €**

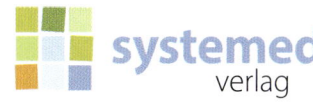

www.systemed.de

Ernährung, Gesundheit, Lifestyle, Wellness

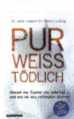

Pur – weiß – tödlich.
Warum uns der Zucker umbringt – und wie wir das verhindern können.
Prof. John Yudkin | Prof. Robert Lustig
978-3-942772-41-9 **14,99 €**

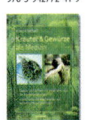

Kräuter & Gewürze als Medizin.
Gesund und schlank mit Vitalkräften aus der Apotheke der Natur.
Klaus Oberbeil
978-3-942772-92-1 ~~15,00 €~~ **19,99 €**

Fit mit 100.
Jung bleiben, länger leben.
- Ein Leben lang schlank & glücklich.
- Programme für Körper und Seele.
- 100 wertvolle Ernährungstipps.
Klaus Oberbeil
978-3-927372-93-1 **14,99 €**

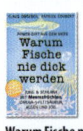

Warum Fische nie dick werden.
Jung & schlank mit Meeresfrüchten, Omega-3-Fettsäuren, Algen und Jod.
Klaus Oberbeil | Patrick Coudert
978-3-942772-71-6 **5,00 €**

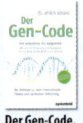

Der Gen-Code.
Das Geheimnis der Epigenetik – wie wir mit Ernährung und Bewegung unsere Gene positiv beeinflussen können.
Dr. Ulrich Strunz
978-3-942772-01-3 **14,99 €**

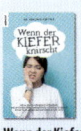

Wenn der Kiefer knirscht.
Zähne, Kiefer, Kiefergelenk, Wirbelsäule: Warum ein belastetes Kiefergelenk zu Schmerzen im ganzen Körper führt und wie dies vermieden werden kann.
Dr. Jürgen Schmitter
978-3-95814-087-5 **16,95 €**

DiabetesKüche: einfach & schnell.
Wolfgang Link
978-3-95814-092-9 **16,50 €**

DiabetesKüche: süß & lecker.
Wolfgang Link
978-3-95814-093-6 **16,50 €**

Das Myoreflexkonzept.
Schmerzfrei mit aktiven Muskeln.
Dr. med. E. Jörg | P. Kensok
978-3-942772-49-5 **13,99 €**

Gesund durch Stress!
Wer reizvoll lebt, bleibt länger jung!
Hans-Jürgen Richter
Dr. Peter Heilmeyer
978-3-927372-42-9 ~~15,95 €~~ **4,99 €**

Happy-Hippie-Cooking Ibiza.
72 Rezepte, die auf Konventionen pfeifen. Love & Peace an der Pfanne.
Elke Clörs
978-3-95814-025-7 **19,99 €**

Das Fastenbuch.
Die besten Fastenkuren für jeden Typ.
Anna Cavelius
978-3-927372-85-6 **19,99 €**

Vegan Detoxfasten.
Das 7-Tage-Programm zur Regulation des Säure-Basen-Haushaltes.
Anna Cavelius
978-3-942772-97-6 **8,99 €**

Ich habe so lange auf Dich gewartet!
Der lange Weg durch die Kinderwunschtherapie. Ein Tagebuch – ärztlich kommentiert und ergänzt – über Hoffnungen, Misserfolge, Wegbegleiter und das Wunschkind.
Prof. M. Ludwig | Maileen L.
978-3-942772-11-2 ~~15,99 €~~ **9,59 €**

Mut zur Trennung.
Plädoyer für eine mutige und produktive Entscheidung – Kinder brauchen Aufrichtigkeit.
Jutta Martha Beiner
978-3-942772-47-1 ~~15,99 €~~ **9,59 €**

Homöopathie – sanfte Heilkunst für Babys und Kinder.
Homöopathische Behandlung im Alltag.
Angelika Szymczak
978-3-927372-49-8 **5,99 €**

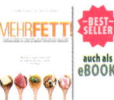

Mehr Fett!
Warum wir mehr Fett brauchen, um gesund und schlank zu sein.
U. Gonder | Dr. N. Worm
978-3-927372-54-2 ~~19,95 €~~ **13,99 €**

Ethisch Essen mit Fleisch.
Eine Streitschrift über nachhaltige und ethische Ernährung mit Fleisch und die Missverständnisse und Risiken einer streng vegetarischen und veganen Lebensweise.
Lierre Keith | Ulrike Gonder
978-3-927372-87-0 **14,99 €**

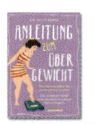

Anleitung zum Übergewicht.
Wie Sie sich selbst das Leben schwer machen.
Dr. Julia Feind
978-3-95814-078-3 **10,00 €**

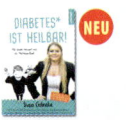

Diabetes ist heilbar!
Die Wissenschaftsjournalistin lebt selbst gut mit Diabetes (Typ 1) und erklärt aktuelle Forschungsergebnisse zur Heilbarkeit sowie zur effektiven Therapie und Ernährung bei Diabetes.
Svea Golinske
978-3-95814-085-1 **19,95 €**

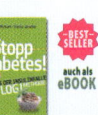

Stopp Diabetes!
Raus aus der Insulinfalle mit der LOGI-Methode.
Katja Richert | Ulrike Gonder
978-3-927372-56-6 **16,95 €**

Stopp Diabetes! Praxisbuch.
Ernährungs- und Bewegungspläne. LOGI-Methode.
Ein besseres Leben mit Diabetes.
Katja Richert
978-3-942772-08-2 **16,99 €**

Allergien vorbeugen.
Schwangerschaft und Säuglingsalter ist entscheidend!
Dr. I. Reese | Chr. Schäfer
978-3-927372-50-4 ~~14,95 €~~ **9,99 €**

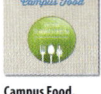

Campus Food.
Vegane Studentenküche.
Anne Bühring | Kurt-Michael Westermann
978-3-942772-21-1 **12,00 €**

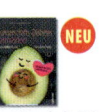

Schwangerschaftsdiabetes vermeiden.
Low-Carb und LOGI für ein gesundes Baby.
Annett Schmittendorf | Ulrike Gonder
978-3-95814-096-7 **16,99 €**

Gute Kohlenhyrate – schlechte Kohlenhydrate.
Pfunde verlieren und Energie tanken.
Barbara Plaschka | Petra Linné
978-3-927372-81-8 **12,95 €**

66 Ernährungsfallen … und wie sie mit Low-Carb zu vermeiden sind.
- in typischen Alltagssituationen
- für Büro und Freizeit
- mit Einkaufsführer im Supermarkt
- mit ausführlichem Restaurant-Guide
Barbara Plaschka | Petra Linné
978-3-927372-55-9 **5,95 €**

Low-Carb für Männer. Ein Mann – (k)ein Bauch.
Jetzt noch übersichtlicher – mit komplett überarbeiteter Kohlenhydrattabelle zum Nachschlagen. Nur als eBook.
Barbara Plaschka | Petra Linné
epub: 978-3-95814-152-0
pdf: 978-3-95814-153-7 **11,99 €**

Entscheidend ist auf'm Teller!
Das BVB-Prinzip für optimale Fitness und maximale Energie.
Frank Fligge | Jola Jaromin-Bowe
978-3-95814-040-0 **19,99 €**

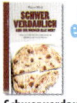

Schwer verdaulich.
Wie uns die Ernährungsindustrie mästet und krank macht. Nur als eBook.
Pierre Weill
epub: 978-3-95814-060-8
pdf: 978-3-95814-061-5 **8,99 €**

Köstlich kochen mit Tee.
Einfache und inspirierende Rezepte.
Tanja Bischof | Harry Bischof
978-3-942772-76-1 ~~4,99 €~~ **8,95 €**

Das Kohlenhydratkartell.
Über die Diätkatastrophe, die finsteren Machenschaften der Zuckerlobby und Wege aus dem Diätendschungel.
Clifford Opoku-Afari
978-3-942772-39-6 **12,95 €**

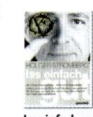

Jod. Schlüssel zur Gesundheit.
Wiederentdeckung eines Heilmittels. Neue Power für Ihre Körperzellen.
Kyra Kauffmann | Sascha Kauffmann
978-3-95814-017-2 **14,99 €**

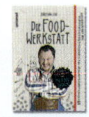

Das Jod-Kochbuch.
50 köstliche Rezepte mit jodhaltigen Lebensmitteln.
Kyra Kauffmann | Anno Hoffmann
Sascha Kauffmann
978-3-95814-073-8 **14,95 €**

Kost-fast-nix Nr. 1.
29 günstige Lieblingsrezepte.
Prof. em. Dr. med. Dietrich Grönemeyer
Anja Rusch
978-3-95814-031-8 **10,00 €**

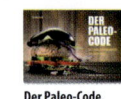

Der Paleo-Code.
Das Steinzeit-Programm.
Romy Dollé
978-3-927372-86-3 **19,99 €**

Paleo-Guide.
Kompaktes Basiswissen, Tabellen und praktische Tipps zum leichten Einstieg in ein Leben in Einklang mit den Genen.
Susanne Bader
978-3-95814-036-3 **7,99 €**

Früchtewampe.
Warum Obst und Gemüse dick machen!
Romy Dollé
978-3-942772-83-9 **19,99 €**

Iss einfach gut.
Das Prinzip Nahrungskette – einfach und pragmatisch erklärt vom Koch der Deutschen Fußballnationalmannschaft.
In Hardcover-Luxusausführung mit Moleskine Gummi und Saisonkalender als DIN-A3-Poster
Holger Stromberg
978-3-942772-50-1 ~~19,99 €~~ **18,99 €**

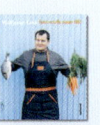

Die Foodwerkstatt.
38 Supermarktklassiker zum Selbermachen und viele weitere gesunde Rezepte.
Hardcover mit Moleskineband und Bleistift in Gummilasche.
Sebastian Lege
978-3-95814-041-7 **25,00 €**

Low-Carb your life.
Die Lieblingsrezepte aus seiner erfolgreichen Ratgeberreihe. Mit vielen neuen Ideen und Kreationen.
Wolfgang Link
978-3-95814-027-1 **19,99 €**

Bestellen Sie direkt beim Verlag. Versandkostenfreie Lieferung. Alle bereits erschienenen Bücher sind sofort lieferbar. Das tagesaktuelle Programm sowie alle verbindlichen Preise finden Sie auf www.systemed.de.

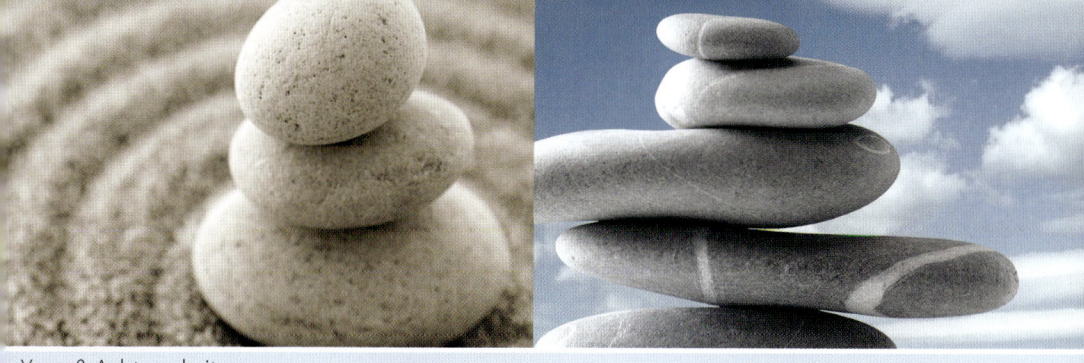

Yoga & Achtsamkeit

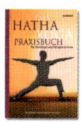

Das Hatha Yoga Praxisbuch.
Für Einsteiger und Fortgeschrittene.
Marcel Anders-Hoepgen
978-3-95814-035-6   **29,99 €**

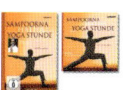

Sampoorna Hatha Yoga Stunde. (DVD)
Stufe 1
Marcel Anders-Hoepgen
978-3-927372-64-1   **17,95 €**

Sampoorna Hatha Yoga Stunde. (CD)
Stufe 1
Marcel Anders-Hoepgen
978-3-927372-65-8   ~~14,95 €~~ **9,79 €**

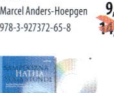

Sampoorna Hatha Yoga Stunde. (DVD)
Leichte Mittelstufe
Schwerpunkt: Dehnung der Hüften
Marcel Anders-Hoepgen
978-3-942772-04-4   **17,95 €**

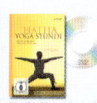

Hatha Yoga Stunde. (DVD)
Leichte Mittelstufe
Schwerpunkt: Kraftaufbau
Marcel Anders-Hoepgen
978-3-927372-84-9   **17,99 €**

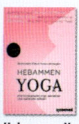

Hebammen Yoga.
Übungen zur Geburtsvorbereitung und Rückbildung. Inkl. Mantra-Audio-CD.
Marcel Anders-Hoepgen
978-3-927372-99-3   ~~19,95 €~~ **5,99 €**

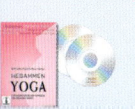

Hebammen Yoga. (Doppel-DVD)
Übungen zur Geburtsvorbereitung und Rückbildung.
Marcel Anders-Hoepgen
978-3-942772-03-7   **16,95 €**

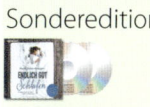

Endlich gut schlafen. (Doppel-CD)
»Gut schlafen« & »Besser schlafen« – die Klassiker in einem Paket.
Marcel Anders-Hoepgen
978-3-95814-102-5   **15,00 €**

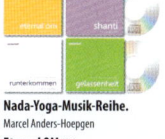

Marcel Anders-Hoepgen
Besser schlafen. (CD)
Entspannung für die Nacht.
978-3-942772-25-9   **9,99 €**
Kraft tanken. (CD)
Entspannung für den Tag.
978-3-942772-61-0   **7,99 €**

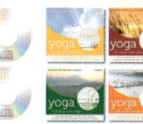

Nada-Yoga-Musik-Reihe.
Marcel Anders-Hoepgen
Eternal OM (CD)
978-3-942772-16-7   **9,99 €**
Shanti (CD)
978-3-942772-29-7   **9,99 €**
Runterkommen (CD)
978-3-942772-17-4   **9,99 €**
Gelassenheit (CD)
978-3-942772-15-0   **9,99 €**

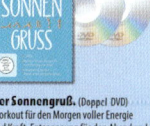

Sonnengruß, Teil 2. (DVD + CD)
Der perfekte Stressabbau.
Marcel Anders-Hoepgen
978-3-927372-97-9   ~~19,95 €~~ **9,99 €**

Sonderedition
Der Sonnengruß. (Doppel DVD)
Workout für den Morgen voller Energie und Kraft. Entspannung für den Abend und guten Schlaf.
Marcel Anders-Hoepgen
978-3-95814-067-7   **17,99 €**

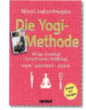

Die Yogi-Methode.
30-Tage-Challenge zur achtsamen Ernährung.
Vegan – ayurvedisch – yogisch.
Marcel Anders-Hoepgen
978-3-942772-69-3   **19,99 €**

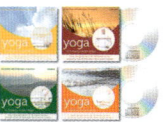

Marcel Anders-Hoepgen
Bauchmuskulatur stärken (CD)
978-3-927372-75-7   **8,95 €**
Gleichgewicht (CD)
978-3-927372-72-6   **8,95 €**
Oberen Rücken stärken (CD)
978-3-927372-73-3   **8,95 €**
Unteren Rücken stärken (CD)
978-3-927372-74-0   **8,95 €**

Anti-Stress-Yoga.
Kartenbox mit 18 Rezepten und 56 Asanas.
Petra Orzech
978-3-942772-85-3   **14,99 €**

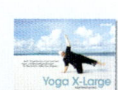

Yoga X-Large.
Auch Dicke können Yoga machen!
Yoga- und Bewusstheitsübungen für Menschen mit Plus-Size-Körpern.
Birgit Feliz Carrasco
978-3-942772-77-8   **17,99 €**

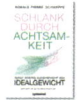

Schlank durch Achtsamkeit.
Durch inneres Gleichgewicht zum Idealgewicht.
Ronald Pierre Schweppe
978-3-942772-90-7   **14,99 €**

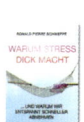

Achtsam abnehmen.
33 Methoden für jeden Tag.
Ronald Pierre Schweppe
978-3-942772-99-0   **12,99 €**

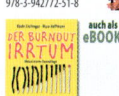

Warum Stress dick macht
… und warum wir entspannt schneller abnehmen.
Ronald Pierre Schweppe
978-3-942772-51-8   ~~12,99 €~~ **9,75 €**

Der Burnout-Irrtum
Ausgebrannt durch Vitalstoffmangel – Burnout fängt in der Körperzelle an! Das Präventionsprogramm mit Praxistipps und Fallbeispielen.
Uschi Eichinger | Kyra Kauffmann
978-3-95814-042-4   **19,99 €**

Die Anti-Stress-Ernährung.
Die LOGI-Methode zur Stressbewältigung. Mehr Power für die Körperzellen.
Uschi Eichinger | Kyra Kauffmann
978-3-95814-032-5   **19,99 €**

Glückliche Kinder.
Erziehung in Liebe und Achtsamkeit.
Aus der Reihe »mitGefühl«
Ronald Pierre Schweppe
978-3-95814-000-4   **2,50 €**

Starke Partner.
Beziehung in Liebe und Achtsamkeit.
Aus der Reihe »mitGefühl«
Aljoscha Long
978-3-95814-001-1   **2,50 €**

Dauerhaft schlank.
Ernährung mit Liebe und Achtsamkeit.
Aus der Reihe »mitGefühl«
Dr. Julia Bollwein
978-3-95814-002-8   **2,50 €**

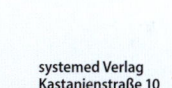

Selbstheilung.
Gesundheit durch Liebe und Achtsamkeit.
Aus der Reihe »mitGefühl«
Fei Long
978-3-95814-003-5   **2,50 €**

systemed Verlag
Kastanienstraße 10
D-44534 Lünen
Telefon 02306 63934
Telefax 02306 61460
www.systemed.de
faltin@systemed.de

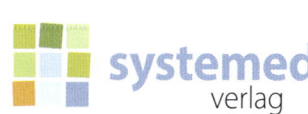

Impressum:

© 2018 systemed Verlag, Lünen. Alle Rechte vorbehalten. Nachdruck, auch auszugsweise, sowie Verbreitung durch Film, Funk und Fernsehen, durch fotomechanische Wiedergabe, Tonträger und Datenverarbeitungssysteme jeglicher Art nur mit schriftlicher Genehmigung des Verlages.

Redaktion:	systemed Verlag, Lünen
	systemed GmbH, Kastanienstr. 10,
	44534 Lünen
Fotografie, Rezepte:	Tanja Major, Geiselhöring
Stockillustrationen:	www.adobestock.com
Illustrationen:	Dunja Ratner, Frankfurt
Umschlag:	rosavision, Simone Ruths
Satz:	A flock of sheep, Lübeck
Druck:	Multiprint GmbH, Bulgarien
ISBN:	978-3-95814-085-1
	1. Auflage

Rechtlicher Hinweis:

Alle Informationen und Hinweise, die in diesem Buch enthalten sind, wurden von der Autorin nach bestem Wissen erarbeitet und von ihr und dem Verlag mit größtmöglicher Sorgfalt überprüft. Unter Berücksichtigung des Produkthaftungsrechts müssen wir allerdings darauf hinweisen, dass inhaltliche Fehler und Auslassungen nicht völlig auszuschließen sind. Für etwaige fehlerhafte Angaben können die Autorin, der Verlag und die Verlagsmitarbeiter keinerlei Verpflichtung und Haftung übernehmen. Korrekturhinweise sind jederzeit willkommen und werden gerne berücksichtigt.

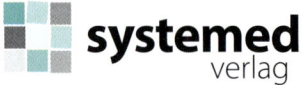